医院文化丛书

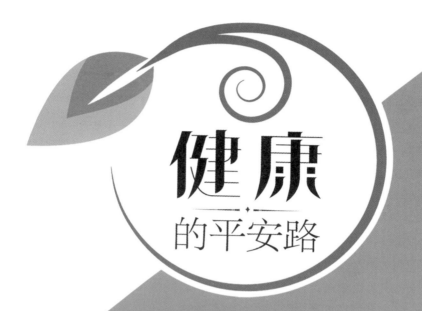

健康
的平安路

——就医养生新理念

郑增旺　蒋泽先　张华秀◎主编

江西科学技术出版社

江西·南昌

图书在版编目（CIP）数据

健康的平安路：智慧医院就医与保健指南 / 郑增旺，蒋泽先，张华秀主编 . -- 南昌：江西科学技术出版社，2023.1

（医院文化丛书 / 谭友文，张伟，李敏华主编）

ISBN 978-7-5390-8515-9

Ⅰ.①健… Ⅱ.①郑… ②蒋… ③张… Ⅲ.①疾病—诊疗—基本知识 Ⅳ.① R4

中国版本图书馆 CIP 数据核字（2023）第 006700 号

国际互联网 (Internet) 地址：
http://www.jxkjcbs.com
选题序号：ZK2022417

健康的平安路——智慧医院就医与保健指南　　　　　郑增旺　蒋泽先　张华秀　主编
JIANKANGDEPINGANLU　ZHIHUIYIYUANJIUYIYUBAOJIANZHINAN

出版 发行	江西科学技术出版社有限责任公司
社址	南昌市蓼洲街 2 号附 1 号
	邮编：330009　电话：（0791）86623491　86639342（传真）
印刷	江西骁翰科技有限公司
经销	各地新华书店
开本	720mm×1000mm　1/16
字数	230 千字
印张	15.5
版次	2023 年 1 月第 1 版
印次	2023 年 1 月第 1 次印刷
书号	ISBN 978-7-5390-8515-9
定价	75.00 元

赣版权登字：-03-2023-5

历 程

南昌大学第一附属医院院歌
（献给八十周年院庆）

1=F 4/4

♩=120 赞美 亲切地

蒋泽先 作词
刘安华 作曲

（男齐）在 抗 日 烽 火 中 诞 生，诞 生，（女齐）
（女齐）在 改 革 开 放 的 岁 月 里 发 展，发 展，（男齐）

不 忘 救 死 扶 伤 为 民 治 病 的 初 心。（合）在 八 一 军 旗，军 旗
担 当 起 了 红 色 土 地 健 康 江 西 的 使 命。（合）在 新 时 代 的 路

下 成 长，啊 守 住 了 红 色 血 脉 的 传 承。
上 奋 进，啊 踏 上 了 开 创 现 代 医 学 的 征 程。

S.
A.

风 雨 历 程 铸 就 了 红 色 精 神，铸 就 了 红 色 精 神，铸 就 了 红 色 精 神。
改 革 历 程 造 就 了 医 学 精 英，造 就 了 医 学 精 英，造 就 了 医 学 精 英。

T.
B.

嘿 咳 嘿 咳 嘿 咳

f

啊 真 诚 务 实，德 高 术 精。
啊 开 拓 创 新，福 泽 人 民。

1 - 4 . 5 | 6 5 6 2 - | 5 5 4 3 2 1 | 3 - - 5 | 5 4 3 4 3 2 |
6 - 1 . 2 | 4 2 1 6 - | 5 3 2 1 6 1 | 7 - - 2 | 5 4 3 4 3 2 |

真 诚 务 实， 德 高 术 精， 德 高 术
开 拓 创 新， 福 泽 人 民， 福 泽 人

1 - 4 . 5 | 6 5 6 4 - | 5 5 6 5 4 3 | 5 - - - | 5 4 3 4 3 2 |
4 - 6 . 7 | 1 7 4 6 - | 5 1 2 1 6 1 | 7 - - - | 5 2 1 6 7 5 |

1.   *2.*   *f*
1 - - (5 :‖ 1 - - 5 | 1 . 5 1 . 5 | 1 - - 3 |
1 - - 0 :‖ 1 - - 2 | 5 . 3 5 . 3 | 5 - - 1 |

精。   民。 咳 嘿 咳 嘿 咳 嘿 嘿

3 - - 0 :‖ 3 - - 5 | 1 . 5 1 . 5 | 1 - - 3 |
1 - - 0 :‖ 1 - - 5 | 3 . 1 3 . 1 | 3 - - 6 |

(6 . 5 4 3 2 1 7 6 | 5 6 7 1 2 3 4 5)

6 . 3 6 . 5 | 4 0 0 0 0 | 0 . 0 0 0 1 2 | 3 5 6 . 1 1 3 |
咳 嘿 咳 嘿 咳   我们 是 有 抱负 的

3 . 1 3 . 2 | 1 0 0 0 0 | 0 0 0 1 2 | 3 5 3 . 6 6 1 |
6 . 3 6 . 5 | 6 0 0 0 0 | 0 0 0 1 2 | 3 - - - |
咳 嘿 咳 嘿 咳   嘿 咳 咳

1 . 6 1 . 7 | 1 0 0 0 0 | 0 0 0 5 6 | 1 - - - |

5 7 7 6 5 4 | 0 5 1 2 3 6 | 7 7 7 - 6 7 | 3 - - 5 6 |
一附 院人， 创 百年 老 院 并进 兼 程。 啊

2 5 5 4 3 2 | 0 3 1 6 1 | 2 3 5 5 5 | 4 2 | 3 - - 5 6 |
咳 咳咳 咳   嘿 咳 嘿 咳 我们

5 - - 4 3 | 2 - - 1 | 5 - - 6 | 7 - - 2 | 5 - - 5 6 |
2 - - 6 5 | 4 - - 1 | 7 - - 2 | 5 - - 5 6 |

刘安华：著名作曲家，江西省歌舞团原团长，江西省音乐家协会名誉副主席

总序一

助力最大的民生：健康

◎谭友文

悠悠民生，健康最大。

习近平总书记在党的十九大报告中指出："人民健康是民族昌盛和国家富强的重要标志。要完善国民健康政策，为人民群众提供全方位全周期健康服务。"医院承担着为人民群众提供医疗健康服务的主体责任，是保障人民群众生命安全与健康的主力军。我们认真学习贯彻落实党的十九届六中全会和江西省第十五次党代会精神，站在实施"健康中国""健康江西"战略的高度，奋力谱写公立医院高质量发展新篇章。医院文化是医院管理最重要的内容之一。医院文化既表达了医院生命的活力，也是为全社会与患者服务的基础，对医院的发展和壮大有一定的意义。南昌大学第一附属医院（以下简称一附院）以正面教育凝聚正能量，以反面警示增强震慑力，坚持"医者德为先"的价值理念，强化德育意识，做到明大德、守公德、严私德。在讲好"一附院故事"、传承"一附院文化"上下功夫，通过文化建设带动全院医德医风和人文素养提升，让每一个职工以一附院为荣，每一位患者为一附院德术点赞，将医院打造成为值得患者性命相托的生命驿站。

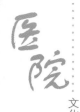

　　"没有全民健康，就没有全面小康，要把人民健康放在优先发展的战略地位。"医疗预防永远是医院工作的主线。医院必须立足于人民群众的需要，把人民群众对健康生活的美好向往作为发展目标，当好守护人民健康的勤务兵，练好为民服务的基本功。健康教育是为民服务的重要有机组成部分。

　　江西省第十五次党代会报告指出："要健全公共卫生体系，为人民群众提供全方位、全周期健康服务，更好保障人民生命安全和身体健康。"

　　我们组织编写《医院文化丛书》的目的就是为了提高人民群众对健康的认识水平、对生命的呵护能力，达到医患共同应对疾病的目的，为社会经济发展提供有力的健康保障。编写这套丛书是凸显健康教育是为民服务的重要有机组成部分。公立医院助力"健康江西"建设。这套丛书立意高、内容新，不仅展现医院风貌，还解答了患者疑难，最终达到推进"健康中国""健康江西"建设的目的。

　　一附院是有着红色优良传统的名牌医院，它有着忠诚的本色，军人的底色，江西的特色。以"品"字为要（品德、品质、品牌）是我们一附院人的目标；使"精"字入心（精微、精细、精准）是我们一附院人行动的指南；用"严"字贯穿（严谨、严格、严密）是治疗成效质量的保证；向"新"字迈进（新平台、新突破、新速度）是我们一附院人行走的新征程。一附院人将以"思安危、谋长远"的忧患意识，以"守廉洁、抓落实"的工作作风，以"作示范、勇争先"的担当气魄，统筹推进卫生健康事业高质量发展，为书写全面建设社会主义现代化江西的精彩华章贡献力量。本丛书是一附院人献给"健康江西"建设的又一种表达，它将助力最大的民生：健康。

　　希望读者批评与指正。

　　是为序。

总序二
做健康教育的主力军

◎张伟

　　健康是人的基本权利，也是人生的第一财富和社会生产力的基础；生命安全和身体健康是人生幸福的基础。失去健康，缺少安全，于个人、于家庭无快乐可言。一个国家没有人民健康，就不可能富强兴旺！

　　在抗击新冠肺炎病毒的过程中每个人都受到了教育和磨炼，都懂得了生命及健康的重要与宝贵。群众对健康的追求更强烈，对预防、自我保护的知识更渴望。健康教育普及健康知识，是提高全民健康素养水平最根本、最经济、最有效的措施之一。健全健康教育服务体系，提高全民健康素养水平的任务十分重要，十分迫切。为了拓展健康教育新媒体渠道和适宜技术，培训培养健康教育师资，南昌大学第一附属医院实行健康知识和技能核心信息发布制度，建立比较完善的健康素养和生活方式监测制度，促进健康素养监测结果应用。完善医疗机构、社区、单位、学校、公共设施、健康教育基地等重点场所健康教育功能，实施重点人群、重大疾病健康教育，促进健康教育基本公共卫生服务均等化。在这支队伍里医务工作者应该主动起到主导作用。

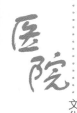

　　医生的工作是救死扶伤，医生是生命与健康的守护神。医生还有应该是健康教育的主持人、宣教人、传播人。健康教育的核心是教育人们树立健康意识、促使人们改变不健康的行为生活方式，养成良好的行为生活方式，以减少或消除影响健康的危险因素。通过健康教育，能帮助人们了解哪些行为是影响健康的，并能自觉地选择有益于健康的行为生活方式。这一工作参与的人越多越好、医务工作者应该主动自觉地成为这支队伍的排头兵：在党与政府领导下，参与全方位干预健康影响因素，全周期维护生命健康，全领域防控重大疾病，全面提升人民群众健康水平的工作。教育每一个人自觉树立健康意识，促使养成良好的行为生活方式，实现对生命、幸福、健康的美好追求，凝聚和激发建设健康江西的强大动力。

　　健康教育可以采取不同的方式：通过互联网、新媒体等加强网络空间健康教育的宣传和引导。撰写科普书也是一种方式。这是一附院第二套文化丛书。第一套丛书回忆了我们走过的历程，彰显了我们医院精英的风采。这套旨在帮助人们形成健康意识，降低或消除影响健康的危险因素，自觉地选择科学、文明、健康的生活习惯，促进健康行为生活方式和健康心态的养成。本书的内容有提升家庭护理、保健能力、疾病认识、早期发现、紧急救援、及时就医、疾病认识、合理用药、患者自我管理水平、医患沟通、残疾预防意识。

总序三
医患携手　管好健康

◎李敏华

　　这是南昌大学第一附属医院（以下简称一附院）编写的第二套医院文化丛书。上一套是生命系列，这一套是健康系列。

　　一附院正在走向百年，正走在挺进百强的路上，这是几代一附院人奉献的结果。《生命丛书》记录了几代生命摆渡人的业绩与追求。老一辈爱岗敬业，以院为家，尊重患者，服务社会；他们开拓创新，把无私奉献的精神献给了一附院，把自己的一生献给了祖国的卫生医疗事业，他们把美好的年华融进了医院发展的长河里。留下他们的名字，记录他们故事是医院文化工作的重要职责之一。第二套《健康丛书》则是面对患者，健康共管。

　　一附院历经 80 余年沉淀，"以病人为中心""德高术精"的价值观与行为准则已是一代又一代人的行医标准。这套丛书的目的是帮助患者树立热爱生命呵护健康意识，改变不良健康的行为，养成良好的行为生活方式，学会自我管理健康。调动个人积极性，提高个人医学知识、积极预防、主动控制疾病发生与发展，提高生命质量。是"以病人为中心，服务患者"的又一种表达方式。

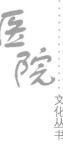

健康管理能让患者学会一套自我管理和日常保健的方法。如改变不合理的饮食习惯与不良的生活方式；减少用药量、住院费、医疗费；有基础病患者能降血脂、降血糖、降血压、降体重，达到降低慢性病风险的目的。这套丛书仍然是由一附院宣传部文化工作室组织医护人员编写，但本辑特邀请了部分基层医院专家参加，以展现基层医院行医就医一角。

第一册《健康的起跑线》由护理部负责、第二册《健康的平安路》由门诊部负责、第三册《健康的新桥梁》由工会、医务处，护理部多部门组织编写。第四册《健康的排头兵》由人事处负责。

《健康的起跑线》就是家庭基本保健。每一个温馨的家庭都是健康的起跑线。建好健康家庭，不让健康输在起跑线上是家庭的责任。家庭保健、家庭防病、家庭识病、家庭用药、家庭康复均是助力建设健康家庭的基础。

《健康的平安路》是引导患者走出就医与保健的误区，助力患者如何到智慧医院就医。从挂号开始、候诊就医，讲述病情到取药离院的全过程。对医学有了理解，与医生沟通又多了一条新渠道。

《健康的新桥梁》从多角度讲述医护人员如何有序地、到位地为患者做好服务工作，让医生知识与能力发挥到极致，让患者获得有效治疗及如期康复。是建立新医患关系所追求的目标。让健康知识得以传播，让医学事业得以发展，是医患关系学研究的内容。医患沟通的学问是医患关系学的一个组成部分。包括心理学，行为学、伦理学和医学法律学等。医患沟通的最终目的是医患和谐，双方合作；防病治病、呵护健康；提高医疗质量，提高国民健康素质；推动医学进步，促进医学发展，建设健康中国。

　　《健康的排头兵》讲述了医院的人才建设。只有名医，才有名科，才能打造名院。这些名医是医院医疗质量的保证。

　　生命与健康的理念是医院在建设和发展过程中逐步形成的物质文明和精神文明的总和，是医院软文化主体，执行的是人，是医务工作者思维与行为。医院软文化形成后则能对医院起着持续的推进作用。希望这几本书患者愿意阅读，发挥应有的作用。医患携手，管好健康。

编写人员

郑增旺　南昌大学一附院门诊部主任

王利勤　南昌大学一附院　治未病中心　副主任中医师

张华秀　南昌大学一附院门诊部护士长　副主任护师

黄林旗　上饶市广信区人民医院医务科科长　肿瘤科　主治医师

吴重洋　南昌大学一附院高新区医务处处长　主管技师

康琼琴　南昌大学一附院口腔科护士　主管护师

庄织逆　南昌大学一附院口腔科护士长　主管护师

徐　亮　南昌大学一附院　门诊部　护士长　副主任护师

李　萍　南昌大学一附院　门诊部　护士长　副主任护师

汤　睿　南昌大学一附院门诊部　主管护师

刘　琴　南昌大学一附院门诊部　主管护师

姜春英　南昌大学一附院门诊部　主管护师

殷　琴　南昌大学一附院门诊部　主管护师

万艳娜　南昌大学一附院　门诊部　主管护师

易红玉　南昌大学一附院门诊部　主管护师

汪　涵　南昌大学一附院门诊部干事

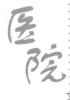
医院 文化丛书

徐　敏　南昌大学一附院门诊部　护师
钟晓静　南昌大学一附院门诊部收费处班长
余梦云　南昌大学一附院门诊部干事
伍紫菱　南昌大学一附院门诊部干事
蒋李懿　广东省口腔医院主任医师
蒋泽先　南昌大学一附院口腔科教授
胡　琳　南昌大学一附院门诊部　主管护师
况敏玲　南昌大学一附院门诊部　主管护师
李　爽　南昌大学一附院门诊部　主管护师
何思云　南昌大学一附院门诊部　主管护师
傅三梅　南昌大学一附院门诊部　主管护师
黄　敏　南昌大学一附院门诊部　主管护师
杨　萍　南昌大学一附院门诊部　主管护师
胡柳红　南昌大学一附院门诊部　主管护师
杨　梅　南昌大学一附院门诊部　主管护师
孔丽明　南昌大学一附院门诊部　主管护师
吴青文　南昌大学一附院门诊部　护师
肖红桃　南昌大学一附院门诊部　主管护师

目录

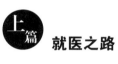
就医之路

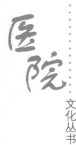

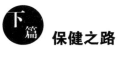

下篇 保健之路

主编寄语

生命至上。

本书包括生命存在的两部分内容：上篇就医；下篇保健。

看病实质是一个公民在享受与维护自己的健康权利；

看病过程是生命至上、关爱生命的过程。

看病的原则是：关爱病人，尊重医生。

安全、质量，疗效、费用、态度永远是每个病人关注的话题。

在这个竞争的年代，每个人都希望用健康与智慧赢得幸福快乐。健康决定竞争力。健康知识可以带来健康的身体。每个健康者到底拥有多少健康知识？每个病人到底拥有多少看病就医的知识？本册主编寄语单谈就医，也就是日常说的看病。

前世界卫生组织总干事中岛岩博士曾说：许多人不是死于疾病，是死于无知。在就医看病的路上我们是有知，还是无知呢？许多人在追求保健的知识，追求美容的知识，追求健身的知识，却很少有人去关注看病的知识。

请不要忌讳说"患病""患者""看病""去医院"这类词

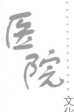

汇。看病是人生不可绕过的经历；医院、诊所是一个很难下决心不去的地方；人生注定无法拒绝走上就医之路。

一个人会无意或有意，无机会或无精力去经历一些事，如不去山区，不去异国，不去漂泊；也可以下定决心不去接触某个或某类人物，如高官、富豪、华侨、妓女；有人清心寡欲，远离红尘；有人闭门修炼，特立独行。然而，无论如何，无法远离医院，无法躲避医生。医生是人与人之间必须零距离接触的人。医生关爱病人，病人尊重医生，只有携手应对疾病，才能驱走病痛，赢得健康。

就医路上的重点、难点是什么？

是看病难，看病贵吗？

现在看病并不难，到县市医院，地级市医院，整改后的厂矿医院，还有许多民营医院看病不用等。这些医院常常门可罗雀，还常派人到大医院门口拉病人、骗病人，俗叫"医托"。所以，看病难吗？不难！

再到大医院看看，知名专家门诊前门庭若市，不仅挂号难而且贵了。有些医院专家限号，排长队还挂不上号，想找专家看看，问问，摸摸，还真挨不上边，尤其是基层，农村来的病人，只能眼望长叹。

大医院里由年轻医生坐诊的普通门诊病人同样寥寥无几。

看病难准确地说法应该是：找专家看病难。

老百姓生活水平提高了，大家把健康放在第一位，城镇平民、山乡农民的病人都想到大医院找专家看看，使自己健康有个保证。于是，病人呼吁多来几个专家，行吗？回答是否定的。

一是医学是门经验学科，是医生在长期医疗实践工作中积累起来的，仅靠书本知识远远不够。医学专家不同于社会学家、物理学家、文学家等。医生成长周期长，风险大，三年五载成不了专家。稍有不慎就涉及生命危险。从普通医生成长为医学专家至少需要10年以上的工作历程。这期间还需要规范化培训、进修。所以，选专家一定要看其背景资料。

二是人类医学发展滞后。人类可以上天揽月，下海探险，不可钻进人体中去探个究竟，不可以在健康者的肚子上开一刀去看解剖，查疾病；不可以凡肚子痛者都切开肚子找疼痛的原因。"人心隔肚皮"是指人心难测，其实，看病也是隔肚皮，尽管有了超声波，有了CT，有了内镜及许多现代化仪器，这些仪器只能各司其职，超出了仪器的范围也难以胜任。许多人不知当下医学只能达到这个水平，有些病诊断清楚了，医生也无回天之力，如癌症、艾滋病等，当下尚无十分有效的药物。糖尿病、高血压当下的医疗水平尚不能根治，须长期服药，中途还可能出现并发症，例如糖尿病可以致肾病，致心血管疾病，高血压可以致脑溢血、心脏病。往往服药不当或自行停药会出现心肾损害的症状。这些知识尚不为众人普遍知晓，甚至不相信。于是相信"三包药搞定高血压""一次治疗，终身有效"的糖尿病广告。有些病人为某一种不治之症转战南北，有"不到黄河心不死"的决心，有"高手在民间"的信念。总想找到那张千年前传下来的秘方，会在自己身上出现奇迹。病人及其家属的期望心理完全可以理解，但期望要建立在当下医学水平的基础上，如果对目前医学发展现状不了解，对自己所患病状况不了解，就会发生病急乱投医、上当受骗的情况，由"难"致心力交瘁，人财两空。

再说看病贵。一是随着整体物价上涨，各种医疗费用上涨。二是医生过度检查和治疗所致。三是各类药品定价所致。四是医生自我保护所致。五是过渡治疗所致。

20世纪80年代拔一颗乳牙的费用是0.5元，拔一颗阻生牙的费用是5元。现在拔一个乳牙的费用是50~100元，拔一颗阻生牙的费用在大城市（北京、上海、广州）达1000余元，在中小城市500~800元。

举一个急诊病例。一个从不到大医院看病的老年患者因胸痛晕倒昏迷，被子女送到全省最好的医院抢救。成功救活。出院结算时，他们发现除去药物与检查费，那时两个医师与三个护士的劳务费只有300余元，还不够请她们吃一餐饭。医生的劳动价值费用是十分低的。

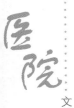

所以，寻医第一步是选择。选择什么医院？选择什么科室？选择什么医生？即"我看病去哪里？找谁？"

第二步是沟通。怎么说？说什么？表达能力是否可以达到有效沟通的目的？重点是选择，难点是沟通。这两点自己能解决吗？

选择水平与沟通能力决定了自己对自己所患疾病的认识，对医学知识掌握多少；决定这些有限的医学知识与知识获得途径，是积累的？是临阵磨枪还是上网查找的？是听父母讲授的？朋友讲述的？这些知识是正确的？还是错误的呢？在使用时起着有很大的导向作用。

选对了，畅通无阻，看病顺利，减少受骗，可以避免过度治疗。达到花少钱，看好病的目的；选错了，上当受骗，劳民伤财，雪上加霜，心痛加剧。

（本册主编）

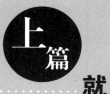

上篇 就医之路

　　西方一些国家有家庭医生，患病后，在家庭医生的指导下开始走上寻医之路。这本书在中国家庭医生未到之前，算"插进"医患之间的一个"家庭医生"。本书愿做每个患者就医路上的助手与参谋。

　　本书采访、收集、分析了近百例受骗患者及其家属的讲述，请教了临床与心理医生及诸多专家分析的患者受骗的原因，整理出防止受骗的方法，提出如何正确面对当下就医的环境，与大多数有良知的医生一起维护健康、治好疾病，真正做到医患携手，共对疾病；维护健康，尊重生命。在就医路上如何关爱自己，尽可能助患者一臂之力，能心情坦然地去看病，看完病，看好病，在就医过程中做到安全、有效、廉价。

　　再重复一句：看病过程是生命至上关爱生命的过程。

　　生命至上，关爱自己；治好疾病，降低成本；减少忧虑，维护健康，是阅读本书的目的。

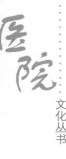

第一章

调整心态：有利选择医院医生

导语

世界卫生组织在健康的定义中明确指出，健康包括生理健康与心理健康。

当自己生理上患病后，心理即刻发生了变化，医学上叫"身心反应"，即使心理健康极佳或说特别"坚强"的人也免不了有这种变化。这种变化或反应的程度、类型因一个人的年龄、性别、教育、经历、文化背景、信仰、个人收入、性格特征不同而异，改变是普遍性，不变是偶然性。患病后心理会出现哪些变化？又如何面对这些变化？只有调整了心态，才有可能做到正确面对，正确的心态才会有正确的寻医观：寻找好医院、选对好科室、面对好医生。

本章关键词：调整心态、平心静气、理性思考。

第一节　病后变化的心理认知与人格行为影响选择

1.病后最常见的心理变化

（1）焦虑。中国有一句俗话：病急乱投医。急就是焦急忧虑，急于找医生，急于知病情，急于摆脱疾病，急于恢复健康。一个"急"字就会把人的思维心态搞乱。其实，人人都知道急中生乱，乱中生错，临到自己头上就难以控制。

提醒：心情焦急会影响就医，影响对医院的选择，还会加重病情。请病人千万学会控制情绪；如果自己难于控制，家属一定要冷静面对，分析寻医目的，分析医院优劣，了解这次病情与所选医院的相关性，有利正确选择就医医院与医生。

（2）其次是恐惧。心理学家研究表明，让成年人产生恐惧的刺激很多，排在前几名的是：蛇，高空，雷雨，医生，疾病，受伤，死亡。后四项都与医疗有关。

提醒：不管是医生还是家属在与病人交谈时，要有安慰与鼓励，避免有恐怖的话语出现。选择医院时更需要用正面的词语鼓励病人积极治疗。话语中有肿瘤、癌或找肿瘤科医生、住进肿瘤科，对极度恐惧的病人都是打击。

案例：一位女性听说自己患了癌，就躺在床上拒绝吃饭，等待死亡。她患的是皮肤癌，早期手术切除后，如正常人一样生活。几经沟通，才同意住院，治疗后，她说："我精神上死过一次。我要告诉癌症病友们，病症早期发现，的确不可怕。

（3）抑郁悲观。这类情绪一旦发生，如果没有及时热心地纠正，接踵而来的是失望，无助，冷漠，绝望，甚至自杀。既有治疗无方的精神绝望，也有承负过重的经济绝望。

医院选择的正确与否，花费多少是这类病人关心的话题，家属要解释适当，减轻病人的心理压力。

提醒：家境贫寒的病人，亲属不要在病人面前大谈为你花了多少钱，以表达孝道。内向节俭的老人往往会无声地结束生命，以回报子女的孝心。

（4）气愤。对自己的病久治不愈的气愤，责怪"老天爷"不公，为什么把"绝症"降到自己身上；对就医疗过程中的繁琐、不公，即看病难、看病贵的气愤。

撇开看病难与看病贵的心理因素，就正常对疾病的焦虑与恐惧而言，虽然不好，但适度的焦虑和恐惧可以提高自己的警觉性和调动防御机制，会促使其积极寻找治疗方法，参与治疗。而过度焦虑则对疾病康复不利。

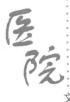

"心理可以致病"，也可以治病。有一种说法是，心情愉快会使免疫力提高，忧郁烦躁焦虑气愤会使免疫力下降，病情加重加剧。选对了一个好医院是对病人最好的鼓励，他会说："老天还是长了眼，让我的病有得医了。"

提醒："生的欲望，死的恐惧""健康的期盼，疾病的烦恼"是每个病人正常的思维。家属、医生要理解，正确面对。家属，医务人员，如果错误面对都会导致病人错误选择。例如，病人辛辛苦苦地赶到一家医院看病，而一两个医务人员态度恶劣，病人心情会变坏，会再次择医，甚至，失去活的信心。

2. 病后认知、感知与人格行为的变化

（1）认知与感知。患病后，生理与心理失去了平衡，疾病可以直接或间接地损害、损伤认知功能，严重的造成认知障碍，此时形成一个恶性循环，使患者陷入难以自拔的困境。

有些疾病至今人类还无法治愈，病人求生的欲望使他相信"三包见效""十日根治"等广告。文化高、素质高的人也难免陷入这种困境。中央电视台曾报道一个非法行医者用"饥饿疗法"的理论，蒙骗了很多癌症患者。方法是饿上一两个月，停止任何饮食摄入，只服中草药。骗者承诺癌症可以治愈，其中不乏一些硕士、博士、教授深信不疑。

感知迟钝、错觉或过于敏感。如味觉迟钝，对周围人的热情减低。再如，对自身症状放大或多疑，有病人自感舌头可以在口腔内360度旋转，肠道在腹腔不停地旋转蠕动，从口腔至肛门都在转动。对症状相似的病友总想问个明白，探究其治好的方法，或致坏的原因。深疑自己病情在加重加剧。

提醒：这是病人最易受骗的时间段，常会固执己见。假医乘虚而入。家属要理解，要婉转地帮助他走出误区。

（2）记忆力与思绪。病人由于紧张、焦虑，记忆力会减退。症状重时，可以即时"健忘"，刚说的话和刚做的事可以忘却。

思维会出现混乱，由于认知的失衡，常会作出错误的推论和选择，又形成新的苦恼，导致思维更混乱。病人总希望吃几包药就见效，希望名医会为他而出现，希望治疗中会有奇迹。

提醒：医生与病人家属要理解病人，不要斥责病人，不要生气。要学会既顺其自然，又纠正其错误。

（3）意志与主见。面对疾病，有些人意志坚强，有些人会出现软弱，妥协，失去信心，甚至失去主见，完全处于被动状态。由于医患信息不对称，更多的是无助与绝望，萌生了"听天由命"的心理。或全听医生，或道听途说，或迷信偏方秘方，固执到底。

提醒：这时病人可能会做出啼笑皆非的事，会讲一些错话，医生与病人家属要谅解。

（4）人格与行为的变化。人格一般具有稳定性特点，而疾病有时可以改变人格，或说人格在病中发生了变化。尤其是病情甚重或诊断不明，很易发怒，自卑，而改变原有的性格，或坚强，或温和，或宽厚，变得脆弱，易怒，狭窄。疼痛可以使病人为了止痛而注射有瘾药物，致出现丧失人格的行为，或伤及他人，或偷窃药品，或屈膝乞求。

提醒：医生与家属对患有癌症晚期的病人一定要有同情心，理性处理这类事。

3. 病后心理需求的变化

（1）生存的需要。在病中生存需要不仅仅只是吃喝拉撒与睡觉，还包括呼吸、用药、语言安慰。如呼吸困难的病人给氧后，稍稍胸闷，就会马上想到吸氧，他会出现焦虑和恐惧，要求到医院吸氧气。"有希望了""好转了""活着就好""奇迹会在你身上出现"是患有肿瘤的最希望听到的话。某些骗子医院最常说的广告词就是把患绝症的病人往这方面引导，屡屡得手。

（2）信息的需要。病人不仅是对疾病诊断、治疗及相关药类的信息的关心，对家中亲人的来去往返同样关心，对子女、配偶的活动去向更加关心。病中会担心子女是否孝敬，配偶关爱的程度。尤其希望听到有疗效的秘方或新技术和同类病治愈的信息，会详细打听是什么医院，什么医生，在什么地方。

（3）关爱的需要。不仅是亲人的关爱，病人还需要医护人员的关爱。此刻医生和护士多几句问候，会使病人倍感高兴和温暖，可以增加病人与疾病斗争的意志和信心。

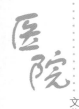
（4）安全的需要。病人害怕寂寞，害怕孤单，害怕死亡，特别有依赖感。

（5）自尊的需要。不管病情轻与重，病人都需要尊重，总希望找一个能尊重自己的医生治疗，而不愿面对医生的热嘲冷讽。自尊还包括体检，在一些医院，B超室、心电图室，男女不分，这是病人难以接受或不愿选择的。就医环境很差、很脏、很乱也是对病人的不尊重。

（6）病人就医动机满足的需要。如：希望解除痛苦，明确诊断，合理治疗，安全可靠，减少费用，保护隐私，在美容方面还要求万无一失，造型美观，甚至超出现实。

心理学家说：患者角色，又称患者身份。一个人被认为患病了，就取得了或进入了患者角色，原有的社会角色就会部分地或全部地被患者角色所取代。

提醒：病人尽量要理性或理智地进入患者角色。

家属要理解呵护患病的亲人。

医生要尽力做到理解病人心理变化，治疗生理疾病同时，给予耐心安慰。

第二节　看病是每个公民在享受维护自己的健康权利

生命能够存在依赖两个部分：保健与就医。我国民间也叫保健。生命至上。看病过程是生命至上关爱生命的过程。

1.看病的原则是：关爱病人，尊重医生

安全、质量，疗效、费用、态度永远是每个病人关注的话题。

在这个竞争的年代，每个人都希望用健康与智慧赢得幸福快乐。健康决定竞争力。健康知识可以带来健康的身体。每个健康者到底拥有多少健康知识？病了，每个人到底拥有多少看病就医的知识？就医，就是日常说的看病。

前世界卫生组织总干事中岛岩博士曾说："许多人不是死于疾病，是死于无知。"在就医看病的路上我们是有知，还是无知呢？许多人在学习保健的知识，探索美容的知识，关注健身的知识，却很少有人去关注看病的知识。请不要忌讳说"患病""患者""看病""去医院"这类词汇。

看病是人生不可绕过的经历；医院，诊所是一个很难下决心不去的地方；人生注定无法拒绝走上就医之路：看病。

一个人可以无意或有意，无机会或无精力失去一些经历，如不去山区，不去异国，不去漂泊；也可以下定决心不去接触某个或某类人物，如高官、富豪、华侨、妓女；有人清心寡欲，远离红尘；有人闭门修炼，特立独行。然而，无论如何，一个人都无法远离医院，无法躲避医生。医生是每个人都会零距离接触的人。

提醒：医生关爱病人，病人尊重医生，只有携手应对疾病，才能驱走病痛，赢得健康。

2. 就医路上的重点、难点是什么

（1）看病难。现在看病并不难，县市医院，地级市医院，整改后的厂矿医院，还有许多民营医院，到这些医院看病不用等，这些医院常常门可罗雀，还常派人到大医院门口拉病人、骗病人，俗叫"医托"。看病难吗？不难！

再到大医院看看，知名专家门诊前门庭若市，挂号难、贵；有些医院专家限号，排长队还挂不上号，想找到他看看、问问、摸摸，还真挨不上边，尤其是基层、农村来的病人，只能眼望长叹。

大医院里由年轻医生坐诊的普通门诊，病人同样寥寥无几。

看病难准确地说法应该是：找专家看病难。

老百姓生活水平提高了，大家把健康放在第一位，城镇平民、山乡农民患病后都想到大医院找专家看看，使自己健康有个保证。他们呼吁多来几个专家，行吗？回答是否定的。

提醒：医学是门经验学科，是医生在长期医疗实践工作中积累起来的，仅靠书本知识远远不够。医学专家不同于社会学家、物理学家、文学家等，三年五载成不了专家。医生成长周期长，风险大，稍有不慎就有生命危险。从普通医生成长为医学专家至少需要 10 年以上的工作经历。这期间还需要规范化培训、进修。所以，选专家一定要看其背景资料。

（2）人类医学发展滞后。人类可以上天揽月、下海探险，但不可钻进人体中去探个究竟，不可以在健康者的肚子上开一刀去查探疾病；不可以凡肚子痛者切开肚子找疼痛的原因。"人心隔肚皮"是指人心难测，

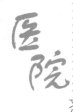

其实，看病也是"隔肚皮"，尽管有了超声波，有了CT，有了内镜及许多现代化仪器，这些仪器只能各司其职，超出了范围，仪器也难以查到原因。许多人不知当下医学只能达到这个水平，有些病虽然诊断清楚了，但医生也无回天之力，如癌症、艾滋病等当下尚无十分有效的药物。糖尿病、高血压当下的医疗水平尚不能根治，须长期服药，中途还可能出现并发症，如糖尿病可以致肾病，致心血管疾病，高血压可以致脑溢血、心脏病。往往服药不当或自行停药会出现心肾损害的症状，这些知识尚不为众人所知晓，甚至不相信。于是有些病人相信"三包药搞定高血压""一次治疗，终身有效"的糖尿病广告。有些病人为某一种不治之症转战南北，有"不到黄河心不死"的决心，有"高手在民间"的信念，总想找到那张千年前传下来的秘方，会在自己身上出现奇迹。病人及其家属对于这种期望的心理完全可以理解，但期望要建立在当下医学水平的基础上，如果对目前医学发展现状不了解，对自己所患病状况不了解，就会发生病急乱投医，上当受骗，由"难"致心力交瘁，人财两空。

（3）寻医第一步是选择。选择什么医院？选择什么科室？选择什么医生？即，"我看病去哪里？找谁？"

第二步是沟通。怎么说？说什么？表达能力是否可以达到有效沟通的目的？重点是选择，难点是沟通。这两点自己能解决吗？

选对了，看病顺利，畅通无阻，减少受骗，可以避免过度治疗落在身上，达到花少钱，看好病的目的；选错了，上当受骗，劳民伤财，雪上加霜，心痛加剧。

好医生就是要与患者一起维护健康、治好疾病。做到医患携手，共对疾病；维护健康，尊重生命。病人应调整好心情坦然地去看病，看完病，看好病，在就医过程中做到安全、有效、经济节约。

再重复一句：看病过程是生命至上关爱生命的过程。

生命至上，关爱自己；治好疾病，降低成本；减少忧虑，维护健康。

第三节　患者角色的概念

1."患者角色"

（1）减轻或消除患者对工作和家庭事务的工作责任，也就是减免了其社会角色的责任。如：学生可以不上课，工人可以请病假不工作。

（2）患者患病没有过错。

（3）患者应该力图使自己痊愈。

（4）患者应该寻求在技术上可靠的帮助，即找医生诊治，并且和医务人员合作，根据医务人员建议和要求休息、禁食、服药或注射药剂。

前两条是病人解除了两种责任，后两条是病人的义务。为什么病人可以解除责任？病人除生理受损外，心理也发生了变化，受到损害，也就是前一节谈到的心理状态发生变化。

有本书叫《心态决定一切》。心态是否能决定一切，姑且不论，好心态有助于看病、治病。治好病是医生与病人的共识。

《现代汉语词典》第7版中对"心态"一词的解释是：心理状态。对"心理"一词的解释是：人的头脑反映客观现实的过程，如感觉、知觉、思维、情绪等。心理泛指人的思想、感情等内心活动。

提醒：在寻医过程中，病人可能会不断获得信息刺激，正在改变的心理有可能又有新变化，这一变化或有利于治愈疾病或加剧疾病。所以每个病人要学会保持良好的心态，不要被虚假信息所迷惑、所刺激。病人在与医务人员合作时平心静气，有商有量就是良好的心态。

2. 就医前常见心态

（1）要求尽快就医。就诊病人进入医院，处处陌生，小心翼翼，甚至茫然，不知所措，希望有人指引，希望早点见到医生，希望早点获得诊断与治疗，这是焦虑恐惧引伸的正常心理。医务人员应该理解，大医院排队的人，各类科室标识不清，这些往往会加剧病人的烦躁心理，使人一上午在寻觅等待中度过，与医生见面后希望医生多问问病情，哪知话刚开头，医生就开出了检查单，病人往往难以接受。

提醒：操之过急，急于求成，很易受庸医、假医之骗。要调整为既来之，则安之，按照就医规律办事。学会如何与医生进行有效的沟通。

（2）希望寻个好医生。在病人心中，好医生的标准是：服务态度好，能尽快明确诊断，治好病，又为自己省钱。尤其是农民和基层患者，往往把医生的笑脸、态度，解释放在第一位，这属正常心理。但太在乎笑脸和解释，自己不懂一点医学知识，很易上当受骗。大医院病人多，医生接二连三的接待病人，体力不支，笑脸减少往往是病人批评的理由。

提醒：一些假医、庸医正好可以投其所好，让病人获得心理上的满足，然后卖假药、乱卖药、多卖药。很多大医院门口的医托，就凭三寸不烂之舌，承诺带病人找个"好医院""好医生"而使其上当受骗。好医生标准是什么？如何给自己找一个好医生？请继续读下去。

（3）希望获得尊重，有安全感。医患关系应该是一个平等的关系，过去要"求医"，"求"是寻求寻找，还有"乞求""恳求"之意，看病不是"乞求""恳求"医生。把"求医"改成"就医"更恰当。即常说的"看医生""去看病"。

提醒：一些病人往往只看到医生的笑脸，真正的好医生不仅有笑脸，应该是亲近病人、了解病人、尊重病人、帮助病人。尤其是艾滋病、性病等与社会、道德相关的疾病。识别庸医，假医笑脸下的欺骗性是一门学问。

（4）第一次接诊就希望明确诊断，妥善治疗。千里迢迢来就医，把病史讲完后最常问的第一个问题就是：我得了什么病？是什么原因？有药治吗？有些病的发生发展有个过程，需要观察，有些病需要检查。比如糖尿病，表现为口干、夜尿、多尿、多饮、多食，最后还得靠血糖检查证实。有些病不能马上用药，比如腹痛，医生要摸摸腹部软或硬，查查血常规正常与否，看看白细胞是否升高或降低。腹痛只是一种症状，肠痉挛、肠梗阻、阑尾炎、宫外孕均可以表现腹痛。医生需要观察，观察并非守在病人身边，而是时间致病情的变化，再决定治疗方案。是否手术，是否用药，用什么药。

提醒：一些症状、一些结果需要时间显现，太急，反而误事。

（5）希望就医环境舒适安全。随着老百姓生活水平提高，希望医院或诊所环境优美、舒适安静，检查时一对一，没有病友干扰。由此，一些高档民营医院应运而生，这些医院聘请了一些退休的高级医生，收费自然昂贵。在公立大医院里，排队人多，环境相对嘈杂。

提醒：个别高档民营医院常会用环境"高大上"，推出假专家。识别真假专家不仅仅是看其年龄，还要看学历，看原工作单位，看学科。建议急病、重病、复杂病、疑难病首诊最好是去较大的综合医院。民营诊所设备不完善，解决疑难杂病有一定的困难。

（6）希望药到病除，妙手回春。病人的这种希望与要求是正常的。任何一种病发作都有一个过程，没看到过程的变化，不是没有变化，医学上叫"潜伏期"，同样好转也需要有一个过程，医学上叫"恢复期"。

在农村基层医院，孩子发热，父母一到卫生院，就要求医生把体温降到正常，这种心理要求不正常，也促使医生不规范用药，只要是发热，就把抗生素、激素、抗病毒药、退热药药物一起用上。体温退了，其实病情未明，退烧是暂时现象，第二天可能又会卷土重来。病人家属正确的心态是根据医生诊断，遵循病情发展规律配合治疗，不要急于求成。农村孩子发热大多数是感冒所致，引起感冒的病原体是病毒，而不是细菌。据报道，70%~80% 的感冒是由病毒引起的，一般不需要用抗生素。

提醒：大多数人感冒后可以自行痊愈，而家长不懂，总以为是用药的作用，其实是身体消灭病毒的结果。有些病可能会因使用抗生素、激素掩盖病情而贻误诊断与治疗。

3. 调整就医时的不良心态有利医患沟通

（1）自我诊断。当医生问哪里不舒服时，病人把诊断说了出来，似乎是请医生论证他的诊断是否正确。

病人最常见的表达："医生，我患了喉炎四五天，你看看。"

"我患了阑尾炎五六天，用药四五天，没见好。请你协助治疗。"

"医生，我腋下淋巴结肿大三天啦。"

提醒：存在这种心态，用这种语言的病人，大都是知识分子，包括大学生、老师、白领精英等。

这种心理存在原因有两种可能：一是显示自己懂医，二是以为这样可以帮助医生减少诊断时间。

自己给自己的疾病画地为牢，没有想到其他的疾病。如果医生诊断与自己有异，会失望、生气，甚至不满。

案例一：一位声嘶的病人，自我诊断是急性咽喉炎，医生做了喉镜后的诊断是声带息肉，他不愿接受手术，继续泡胖大海饮用，这是错误的做法。

案例二：一位牙痛的病人，自我诊断是"火气"，医生诊断是牙龈癌，最后由活检报告病理证实。患者还骂医生误诊误治，找中医继续用"降火"药，直到淋巴结转移，进入晚期才勉强接受手术。

提醒：自我诊断会限制年轻医生的判断分析。对自己最后获得的诊断不适应，难以接受，延误治疗，甚至拒绝治疗。

（2）指明要药。指名要药多来自有知的无知。他们有知识，但无医学知识。比如病毒性感染或一种无菌性炎症，病人指名要用抗生素，要开先锋霉素、罗红霉素等。好医生拒绝开方；不负责任或德性欠佳的医生，会乱开、多开，甚至建议开回扣药。结果是好医生受到指责，至少满意度下降；不负责任的医生获得点赞；病人自己受伤。

提醒：指名要药与自我诊断是同样的心理状态，服药后掩盖病情，延误治疗。

（3）疑惑心理。最常见的问话是："你见过这种病吗？你治疗过吗？治好过吗？"还有一种对诊断怀疑的质问是："你凭什么说我是癌前改变？你是不是在威胁我？"面对年轻医生，有些患者怀疑其诊断能力、治疗水平，提出质疑更多。这样质问只能拉大医患距离，不利治疗。

提醒：对其诊断有质疑的解决方法是可以换一个医院或换一个同科的医生诊治。急诊病例外，转医转科，会耽误抢救，延误治疗时间。

（4）依赖心理。一切交给医生，在医生询问或检查时，病人未能积极配合。国外提倡患者参与治疗，主动讲述病情，讲述治疗后的变化，提出自己的看法。依赖与相信是有区别的，一味听医生的不讲述自己的病情变化，甚至隐瞒病史，如性病。每次回答"是""我不懂""听医生的"。

提醒：这样会给医德欠佳的医生提供过度检查、过度治疗的机会，甚至给假医、庸医提供欺骗的机会。

（5）试探心理。把医生视为测字算命先生，故意只讲述一半病情给医生听。即"病家不用开口""打脉便知病情"，病人不用开口的观念是错的。

如颜面部疼痛，医生可根据疼痛部位、时间、疼痛的性质，间隙发作的次数、刺激因素，初步诊断是哪类性质的痛疼，例如三叉神经病、偏头痛、牙髓炎痛疼、舌咽神经痛等。

提醒：有些疾病的诊断主要靠病人讲述病史症状，不要把医生看作算命先生，更不能把"猜病"看作水平。

（6）期望过高。有些病人在基层医院久治不愈，或自我诊断自我治疗，病情不轻反重，把希望全部寄托在专家身上，希望药到病除，妙手回春。然而面对许多疾病，医学是无能为力的，甚至连病因都不知道，只知道一些致病因素或相关因素。

提醒：我国每年有54.5万人猝死，心源性猝死一旦发生，基本上是无力回天，连送医院都来不及。有一条病人要相信，大多数医生会全力以赴，尽心尽力的参与抢救。

（7）抵触心理。这种心理似乎不现实，"求医""就医"是为了治愈疾病，为什么要与医务人员有抵触心理呢？一般出现在与医院或与医生有过"纠纷"的家中或个体，对医院、医务人员这个"纠结"解不开，总认为医务人员有意或有过错或有商业动机。尤其是面对各项检查，很难接受，会反复质疑："为什么？""难道没有别的途径吗？"包括也会拒绝治疗方案，尤其是手术方案。

提醒：好医生会建议家属陪同来医院，共同讨论治疗方案，有些医生明哲保身会拒绝对这类病人进行治疗，有些医生会花言巧语劝其另请高明，有意避之。骗子医院里会满足这类病人的一切需要，让病人一切满意。让病人满意是好事，因为信息不对称，病人并不知道医疗原则的对与错，用药的好与坏，迎合病人、投其所好就是害病人。

（8）挑剔心理。有些人对各种检查和治疗，喜欢由自己决定。对医生的检查和治疗方案挑三拣四，不是参与，而是指责或要求。如一张X光平片可以诊断的疾病，病人要求做CT，可以细胞学诊断要改为B超，这完全是两种不同作用的检查，而病人都常以似内行的语言指责：为什么要我们做损伤性检查，很有可能让肿瘤细胞扩散。为什么不用B超？

如果医生开的药太便宜，如青霉素，也会受这类患者的质疑："我们家从不用这种过敏药物，有危险！给我换阿奇、太古霉素！"

这类病人大都是致富了的知识分子，要双显示：显示钱与知识，有时还会显示权利。如有些人常对医生说："我想叫院长给你一个电话，想想，算了，这是小病不麻烦他了。"

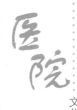

提醒：这类话往往拉开了医患之间的距离，不说为好。

（9）极端心理。有两个极端心理状况。一是有些病人死活不承认自己病了，坚持拒绝进入病人角色，拒绝就医，拒绝服药。一位老教授以进医院为耻。头痛发烧，解热药三包，自己去购药。有次牙疼，他竟找摆摊子的牙医治疗。常自诩：一不进医院，二不进妓院。他的理念让人啼笑皆非。他说："前者是身体坏了，后者是道德毁了。"人生两大忌事，我均不介入。二是有些病人病好了，死活不承认自己痊愈，坚持认为或拒绝走出患者角色，要求继续治疗，继续服药。

提醒：两个极端不能强制，要慢慢诱导。后者很易入骗子医院，骗子医生会劝说其多吃几个疗程的药物。或者说，这个极端是骗子医生诱导的条件。

（10）坚信"传统"。这里传统二字要上引号。中医、佛教、道教在民间有千余年的影响，代代相传，在一些人心中根深蒂固，不用科学的观点，固执地用道听途说的"传统"知识、"传统"理念，表现自己对传统说法了解，强调自己"火气"太重，"内毒"在身，已中"邪气"，指名要"降火""排毒""祛邪"药物，不愿接受化验、CT 等检查。一位颜面皮肤经常感染的病人，医生建议查血糖排除糖尿病，因为糖尿病病人抵抗能力低下很易感染，这位病人坚决拒绝，继续用排毒药物。血糖不控制在正常范围，感染不会好。

一位病人颊部溃烂，他因受传统医学的熏陶，认为是"火气"，对此深信不疑，一直用清火的中药。当医生告知其是癌变，他还认为是医生欺骗他。固执偏信的心理，会影响就医路的选择。

提醒：这种心理最容易受骗，最愿意接受骗子的治疗，双方皆大欢喜。

（11）矛盾心理。病人自我感觉某处不舒服，希望医生帮忙找出病因。经检查没有病，病人顿时大失所望，质问医生，明明不舒服，怎么会没有病？如果真的有病又大惊失色。这类患者的症状大都道听途说某某何处不适，患了某种癌。于是，自己给自己检查，是不是也有这样的不适，对号入座。

案例：某病人邻居，因难以下咽，经检查是食道癌。自己也试试是否吞咽通畅，稍有不适，马上怀疑自己患了食道癌，检查结果是阴性，还不放心。他担心医生误诊、漏诊，要求没完没了的检查。

提醒：这也是最容易误入陷阱的心理。

（12）相信广告，相信百度。农村来的病人，老年病人比较偏信广告，知识分子更相信百度。对于广告，我们只能知其有，不能信其功。举一例：一家诊所最初广告词是：专家坐诊，中西结合，验方治病，药疗保健。半年后改为：知名专家，中西结合，秘方保健。不久又改：省级专家坐诊，祖传秘方保健。最后是：国级专家，宫廷秘方。坐诊的医生一直没有变，只是广告在不停地变。诊所一般都是先设计好能诱惑病人的广告词，再去找相对应的医生或类似医生的角色。广告最常见的欺骗方式是把治愈率与好转率混为一谈，加在一起。治愈与好转是两回事，以早期舌癌为例，疼痛溃烂，外用几天药，疼痛减轻，这叫症状好转，癌病变还在那里；手术切除了，癌肿没有了，这叫治愈。小孩高热，用几天药，高热退了，这叫好转；几小时后又再高热。只当不再发热了，才能叫治愈。广告经常把这样的病情转归都叫治愈，这也是一种欺骗。

知识分子相信百度对医院优劣的排名，这就大错特错了。其竞价排名是按照收钱多少而排出医院优劣顺序。北京协和医院为百年老院，其妇产科、内分泌科均是世界知名，百度排名竟是第七。北京天坛医院的神经外科、北京积水潭医院的骨科、上海交通大学医学院附属瑞金医院、上海交通大学医学院附属第九人民医院、中山大学附属第一医院、华中科技大学同济医学院附属同济医院、四川大学华西医院不仅是国内有名，在世界排行榜上也是榜上有名，而在百度通通靠后。如要在百度上查医院可以从本市、本省你知道最好的医院查起，如果本市本省你知道的最好医院排名靠后，百度必不可信。最好的方法是请本省医院这个学科的专家推荐国内这个学科最好的医院与医生，他们的推荐一般不会错。然后，可以根据他的推荐到百度上再查，看看这个人的介绍，基本能行。正规医院的网站首页是没有对话框，规规矩矩介绍医院文化与科室，表述上绝对不会自吹自擂，每个专家的介绍都较为详细。病人可以选择任何一个专家的名字再在百度上查询，一定有他的业绩、论文及简短的介绍。因为在正规医院里，从住院医生晋升到副主任医生一定要有论文、

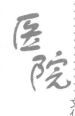

课题，而这一切都会向社会公布，所以百度上会有其名。反之，很多骗子医生是没有这些业绩的，就是一般正规的民营医院里的专家这类业绩也较少。所以在网上查找，其单独内容不多而在他服务的医院网上会写得密密麻麻，吹嘘得不是中国第一，也是世界第一，这绝对不可信。

提醒：可以用上述的方法试一试。往往一些病人进入了盲从状态，对牛皮吹得越大的医生越相信。这时一定要冷静想想，这位专家既然这样牛为什么还在诊所里混？

第四节　就医时异常心理变化

患病后心理十分复杂：既要求治，又十二分抵触；既希望医生妙手回春，又担心误诊误治；既祈祷早日恢复，又忧虑挨宰受骗。有些病人总是提心吊胆地走进医院。事实是大多数就医者是相信中国医院、中国医生的。各省三甲医院的周一门诊量大都是近万例，每日手术百余台，每夜急诊近百例。北京、上海、武汉、广州、天津等著名医院更是门庭若市。大医院里医疗纠纷发生率很低，因为这些老医院、名医院有一整套严格的制度与流程，这些留院的医务工作者也是百里挑一的精英与骨干。所以，看病重点是要选对一家好医院，医院越知名，好医生越多，越会让病人放心。

提醒：在一个病人身上往往不是出现一种异常心态，而常是多个异常心理系于一身，很难逆转调理。所以建议在未病时最好能懂得这些知识，不要临时摸不到头脑。反之，良好的心态不是一切只听从医生，是要自己有一定的相关医学知识，面对医生提出的方案，冷静的思考，提出自己合理的建议，尤其是在住院后，参与治疗时。西方一些国家的病人去医院前要详细询问家庭医生，自己会上网查询，做到心中有底，再与医生沟通交流。

心理异常的三个典型病例。

典型病例一。该病人在一次例行体检时，B超检查发现有占位病变，提示可能肝肿瘤，建议做CT增强。患者提出，请B超医生明确诊断是否是肝癌。如果是，他准备请中医治疗。B超医生告知其做CT就是为了明确诊断。病人说："只要你肯定我是肿瘤，我既不会去手术，也不会去化疗。我只认中医中药。"B超医生说肯定有肿块。他选择了不继续检查，请中医拿脉治疗。一年过去了，他身体未见任何异常。中医生要他检查，以证明中医的疗效，他信中医，同意了。最后诊断是肝血管瘤。

点评：这位病人如果同意做CT增强，早知道了血管瘤的诊断，就避免服一年的中药了。他固执的原因一是认为肝癌是癌中癌，无药可医，不如服中药，试试运气；二是害怕手术与化疗。他不知道医学在进步，局限性肝癌手术疗效很好。

典型病例二。病情与典型病例一一样，B超后，病人做了增强CT，确诊肝癌。因患者素健，他不相信医生的诊断，去上海的肝病医院和北京协和医院。三家医院诊断一致，他还心存疑虑，不接受手术与化疗。后去成都、北京、广州找名中医治疗，没想到这些医科大学的老中医一样要他先手术，再结合中医药治疗。他生气地骂这些老中医是"叛徒"。他又去找气功大师，大师迎合了他的心态，气功加草药，病情未能控制，日渐恶化，最后人财两空。

点评：民间医学与传说影响至深，难以回头。

典型病例三。病人诉左下最后大牙处溃烂10余天。检查发现左下缺失，上牙残冠破裂锐利刺伤了下牙龈。诊断结果创伤性溃疡。建议拔除上牙。医生告知病人，创伤性溃疡是癌前病变，应该早点除掉刺激原。病人十分不悦，说他是来看下牙的溃疡，医生要拔他上面的牙齿，还用癌变来吓唬他，他要投诉。

点评：医学知识缺乏所致的误区，医生过度治疗所致的阴影。

（蒋泽先　蒋李懿）

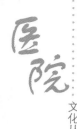

第二章

厘清病情：科学安排就医行程

导语

如何知道自己生病了？

这个问题不奇妙。因为很多人认为身体不舒服就是生病了。

这样回答听似没错，实则是对生病认识不全面。不舒服是什么概念？有什么具体表现？头痛？腹痛？骨痛？腹泻？皮肤瘙痒？身上发现肿块？

如果没有什么不舒服的感觉，算不算生病？去不去医院？去。那叫体检。

身体有不适去医院叫看病，也就是说当自己身体某一处不适，影响了工作与生活，那就去找医生。

应该知道的知识是：身体经常会出现各种不舒服，哪种不舒服才算生病了呢？

本章关键词：结合自己，对照检查，既不要草木皆兵，杯弓蛇影；也不能不屑一顾，毫不在乎。

第一节　生病后的就医时间选择

1.怎样知道自己生病了？

生病在人体中的表现有三种形式，分别叫症状、体征、体检异常。

分述如下：

（1）症状。这是指自己感受到的身体不适。如头疼脑热、腹痛腹泻、腰酸背痛、头昏目眩、四肢发麻等，这时想去医院看看究竟，这也是一个人要进医院的最主要原因。进了医院就叫病人。症状来得快和猛，如严重时可以威胁生命或致死，叫急性病，要立即去医院，叫急诊。有时连去医院的时间都没有，医学上叫猝死。西方国家一些学校，在儿童时期，老师就教授他们急救的知识，常有报道，七八岁、十几岁的孩子在无大人指导下救活了本应猝死的人。这类病人在现场没有得到及时抢救，送到医院，常无回天之力。

以症状为主危及人体并造成人体不适，都会感觉自己生病了，大多数人主动去看病是因为有了症状。

有轻微症状，或一时不会伤及生命的症状，由病人自己决定何时上医院就医叫平诊。有小症状的人一般不愿去就医，喜欢坚持，老百姓习惯叫"杠病"，或自己买药治疗。

案例：一位年轻妹妹的大牙经常时痛时肿，父母告知其吃几片消炎药就会好。妹妹照办。最后，消炎药无效，左脸肿胀如馒头，自己去打吊针。实在消肿无效才上医院。妹妹说："请医生换一点好药。"医生没用药，而是拍摄了一张颌骨片子，证实是颌骨囊肿并感染。医生说："抗感染治疗后要手术。当初如果早检查早发现，囊肿不会这样大。牙疼虽是小病，不可掉以轻心。"

提醒：身体上微小的变化，或微小的不适要早点去检查，排除癌症的早期。癌症早期与晚期治疗效果是两码事，晚期才是绝症，早期如治慢性病一样，手术了，切除了，就如正常人一样。即使不看病，健康人定期到医院体检也是必要的。

（2）体征。是无症状，身体有变化。自己或医生在身体上触摸到，看到有变异的，有变化的地方，与正常人体解剖不一样。如皮肤有紫斑，颌下有隆起，乳腺上有肿块，牙齿上有黑洞，舌背上有白斑，眼球结膜发黄。医学上叫体征。虽然无身体不适，一些身体变化，医学叫体征说明身体某个部位已发生了病变，或体内某个脏器发生病变，表现在皮肤、眼球、关节等器官上。这时，需要上医院看病，要找出这些异常的原因。

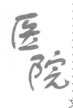

例如皮肤有紫斑，是全身的？是血液病所致？是局部的？是撞伤、擦伤所致？这时，这些体征如果不影响个体活动，现在生活条件改善了，对健康认识提高了，只要自己观察到的部位，自己认为身体有异常，而无症状也会到医院看病。如自己摸到乳房的肿块，发现眼眶里红丝斑等。

案例：一位病人发现口腔里牙龈上隆起几个黄豆大肿块，摸上去坚硬如石，到医院后诊断为骨瘤，实际就是骨质增生。专家解释：非医务工作者不知晓人体解剖，因为平常也不注意，往往误将正常当异常；还有一种，正常人体解剖变异，并非病变。说明这两点的目的是，一些细心的病人发现这些异常后极度恐慌，总担心是癌症。经医生解释后依然不信，还四处寻医。这样很容易受骗上当。

（3）体检异常。指无症状，无体征，自己与医生都看不见的身体变化，只在体检时，用仪器查出的体内异常。查血，查尿，查大便等发现血糖血脂升高，血尿、大便潜血，血压升高，心电图异常，这些结果表明人体病了，要上医院了。

当然，也有另外一种可能，是仪器出了故障，检查结果是假阳性。这时，要连续做两遍以上的检查，如果结果仍然是阳性，要一查到底，人体必然是有地方出了毛病。

案例：一位中年男性毫无身体不适，例行体检时，做了肿瘤标志物，癌胚抗原阳性，反复检查，最终查出是肠癌。病人手术后，再抽血检查，结果是阴性了。

提醒：身体不舒服只是生病表现的一种，有些病到身体感受不舒服时已是疾病的中晚期。例如肠癌，腹痛时可能是癌肿很大了，阻塞了肠道。所以，无症状，无体征一样要体检。体检就是发现身体在无症状、无体征时已发生的变化，每年体检是对自己健康的呵护。

2.如何根据症状选择看病的时间？

选择看病时间是指自己对症状程度的认识和重视，是在症状发生后的某一个时间段去医院，还是刚发现症状时就去看病。

以头痛为例，是刚头痛时去看病？还是无法忍受时去看病？是自己先吃止痛片观察后再去看病？还是待头痛持续，伴有其他症状，如出现了发热，呕吐后再去看病？

这要视自己对症状忍受力与疾病的认识，才会适时选择。

有些疾病要早发现、早诊断、早治疗，尤其是肿瘤。胶质瘤早期头痛，到晚期剧痛伴喷射性呕吐。即使是牙痛，也提倡一个早字，发现牙齿有黑洞不痛，这是龋病早期，叫浅龋，治疗简单、便宜、快捷。有人不愿治疗，等有痛感才去治疗，这时牙齿的神经露出，疼痛难忍，叫深龋，要做根管治疗，又复杂，又昂贵，治疗时间长。前者治疗 50 元以内，后者治疗全部完成近千元，上海、北京等大城市的治疗费用还要超过这个数。早发现早治疗可以挽救生命，节省药费；晚发现，晚治疗贻误治疗时机，影响生命。

有没有出现症状可以不要上医院的？可以扛着的？可以自己诊断的？可以自己购药、自己治疗的？

一般来说病可以分三类。

一是不治自好。如复发性口腔溃疡、一般感冒，这些病是不需要服药或抗生素的。

二是治了才会好。如肺炎、阑尾炎、结核病、创伤等。

三是通过有效治疗缓解症状，延长生命。如癌症，一些血液病、传染病等。目前医学现状，对这一类疾病无最佳手段，只能对症治疗。这一类疾病强调一个"早"字，早发现，早诊断，早治疗，有时可以达到"治愈"的境地。

人的身体是有自我修复能力的，这种能力很强，有些病在一段时间内可以自愈，医学上叫"自限性"，也就是一定时间后自己会好。

案例：患上复发性口腔溃疡的病人总担心变癌，这是一种自限性疾病，病程 7~10 天后会自愈。只不过患病期间口腔里的溃疡较多，此起彼伏，周而复始，使患者感觉到永远没有痊愈，有没完没了的感觉，所以担心变癌。相反，一种创伤性溃疡，早期疼痛，晚期不痛，病人还不屑于治疗，这种是癌前病变。

有些病不会自愈，不治疗会越来越严重，如阑尾炎，应用抗生素治疗或手术切除。

已经明确诊断是慢性病的，只需找专家制定一个治疗方案，或已有方案可以去社区取药，或上街买药，不必屡屡跑大医院，只要约定时间，

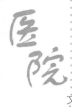

定期复查。

（1）出现症状的第一时间去看平诊。如果医生建议观察，说明症状还不典型，还需要随诊，在医生指定时间再去复诊。

典型病例：大家都认为头痛脑热是小病。一病人头痛三天，自以为是感冒，自购"去痛片"，药停后，疼痛依旧。又自行增加"消炎药"，病情未减。又去看中医，拿脉，服药七天。实在无效才下决心去大医院排队就诊，CT 报告为胶质瘤，手术时发现为晚期。

（2）症状未改善，要复诊或换医生，或上大医院。

典型病例：咽嘶声哑四天，自行诊断是咽炎，去社区医院首诊，诊断为急性咽喉炎。输液三天，似有好转；一周后声嘶继续，继续输液。断断续续一个多月，转上级医院，喉镜报告显示声带息肉。

（3）自己发现体征同样要第一时间去医院检查。

案例一：几位女性洗澡时自己触摸乳房，发现有硬结，第二天即到医院检查。其中几位诊断是乳腺增生，随诊；一位诊断是乳腺癌早期。

案例二：一位有胃癌家族史的病人，每年都主动到医院做胃镜或肠镜，五六年从未间断。大家认为他杞人忧天，自找苦吃。有一次，胃镜发现了问题，活检后病理诊断为胃癌早期。手术与病理医生很奇怪，问："你有什么症状吗？你怎么想到会去做胃镜？"早发现，早手术后他健康地去各地旅游。反之，一位父母都患有消化道癌的病人，害怕做胃镜，像躲猫猫一样避开检查，当感到厌食、腹胀时已是胃癌肝转移了。

3. 什么时间去医院找医生最合适？

一年 365 天，一天 24h 医院都在开诊接待病人。生病了什么时间去看病最好，也就是说如何选择就医的最佳时间。医院有急诊、平诊之分，凡急诊，如急腹痛、高血压危象、大出血、外伤等危及生命或超出病人忍受的痛苦需要立即抢救。

平诊相对急诊而言，无性命之忧，人可以耐受，可以等等。等到何时最好呢？一般说来，全国各地各大医院都有这样的规律：星期一是医院最繁忙的一天，这一天的门诊量往往是星期五的 1.5~2.0 倍，而每天上午的门诊量又是全天门诊量的 2/3，所以星期一、星期二的上午是医院门诊最繁忙的时间段。一是这是一周之始，二是外地、周边农村小镇利用双休日赶到大城市。因此，有以下建议：

（1）初诊病人，如果病情不是很急，可以选择避开这个就诊高峰期。

（2）复诊病人或取药的病人，可以选择在下午下班前 1h 就诊，这是门诊最空闲的时候。当然，如果自己要选择医生正好周一、周二坐诊，也无可奈何。下午看病的缺点是医生经过上午的紧张工作，此时已略显疲惫，若是疑难杂症还是早上就诊为好。

4. 看妇科病与药流的最佳时间

诊断和治疗妇科疾病，需要经过阴道检查。女性具有周期性的月经来潮，因此应根据月经周期的时间选择诊治时间。若就诊时间适宜，不仅有利于疾病的诊断，也有利于治疗。一般月经期不进行妇科检查，因为行经期宫口略有开大，子宫内膜具有创面，检查时极易将细菌带入而引起子宫内膜、输卵管等生殖器官炎症，处理不好，还可引起长期腰痛、腹痛等病症。另外，妇科检查时还可将月经脱落的子宫内膜碎片挤入子宫肌壁、输卵管甚至盆腔内，而造成子宫内膜异位，引起逐渐加重的痛经。

做妇科检查的最佳时间是月经干净 3 天以后，但是若出现持续性不规则阴道出血，或突然大量出血伴有腹痛、晕厥、肿物出现时，不应机械地等待月经干净后，以免延误病情。

病人在就诊前最好用清水清洗一下外阴部，前一天应避免性交及阴道用药，以免影响化验检查结果。

准备做输卵管通畅性检查、上环或取避孕环、宫颈治疗、宫腔镜检查、宫腔造影等，均应在月经干净后 3~7 天进行，且在月经后至检查前禁止性交，以防引起感染。而不孕症者检查卵巢是否排卵做诊断性刮宫时，应在预测行经前 12h 或月经来潮初期刮取子宫内膜，而不是在月经后。

检查是否妊娠者，应在停经 50 天左右就诊，此时做妊娠试验多呈阳性反应，且妇科检查子宫增大已较明显。总之，诊断和治疗的疾病不同、方法不同，需要选择不同的时间，病人需要有所了解，同时也要听从医生的安排。

药流最佳时间及术后疗养请产科医生检查后遵循医嘱。

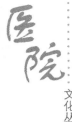

第二节　厘清看病理念，总结看病经验

1. 辩证地认识的"传统医学"

（1）"火气"。中医的火气是有所指的，而病人眼中的"火气"就泛滥成灾。牙痛、胃痛、皮肤起泡、脓头溃烂、青春痘、舌部溃烂、鼻出血、牙龈出血、失眠、唇部起疱统统自己先下结论为"火气"上来了，让医生帮自己开清火的药。有些人还给自己找到"火气"的原因，比如哪天哪时吃了一根油条，哪天哪天吃了几粒油炸花生米等。把"油炸""过热""过烫"食品统统定为致"火"因素，拒绝接受医生开药或开出的检查。

典型病例一：一位病人牙龈长了肿块，呈菜花状，触之坚硬，临床诊断是牙龈癌，病人坚持自己是上"火"了，吃清热解毒片1个月，癌细胞转移到颈部淋巴结。

典型病例二：颊部黏膜溃烂，自认"火气"，服菊花茶20天，不见效，看中医后吃清热解毒药，外敷解毒膏，直到皮肤破溃，颈部出现肿块。最后诊断后颊癌，颈部转移。以上两位都已至癌症晚期才同意手术治疗。

典型病例三：鼻子下溃烂，自贴消肿膏，挤压，很快高热，上唇颜肿胀，自认定"火气攻心"。24h后昏迷，急诊送医院，诊断为脓毒血症，上唇疖痈，鼻至口角为"危险三角区"严禁挤压，细菌很易进入颅内，引起海绵窦血栓性静脉炎致死。

提醒：病人常误认为"火气"的口臭、唇炎、痈、疖肿、扁平苔藓，甚至咀嚼槟榔后的癌前病变。如口臭的原因有局部口腔不洁、牙周病、牙齿上满满地结石；胃病的原因有幽门螺旋杆菌阳性等。查明后针对性治疗，光降"火"是没用的。

（2）"排毒"。皮肤上多发性脓肿、疮痘，指名要服排毒药物，不做全身检查，不知病情状况。皮肤出现感染的最常见原因是患了糖尿病或免疫能力低，或缺乏某种微量元素或维生素，而不要随便用排"毒"药。要理清自己身上真的有"毒"吗？"什么毒"？用什么药排除。

提醒：有些病人自行服泻药，天天腹泻，天天排毒，排得头昏眼花，自认为收效了。到医院检查，发现体内电解质失衡了，这是很危险的情况，缺钾时初始下肢无力，再往下心脏会停跳。把腹泻和排毒联在一起是错误的。

（3）包治百病。一直打着包治百病旗号的神医，常让一些想一次性治好病的病人追捧。从20世纪70年代的喝"鸡血"、喝"卤水"，到喝"绿豆汤"，从"饥饿疗法"到"拍打拉筋"治百病。

有许多人总对包治百病深信不疑。时代在进步，骗子不再随便用"包"字了，而是只用治百病，而省去了一个"包"字。就像一些补习学校，包孩子考上重点中学，包考上大学一样。有些病人不懂或无视疾病的规律与特殊性，相信一招能包打天下，其实是无知，不相信科学。有趣的是，迷信包治百病的人群里，有硕士、博士、平民，也有教授，当然不是医学教授。

一些骗子或巫师都是打着中医的旗号。这儿要说明的是，在我国古代，医术与巫术都是运用阴阳五行、五运六气、太极八卦、天人相应等理论，在具体的实践技法中，医术、巫术各有自己的特点而分道扬镳，在理论渊源上，还是在近代一些理论表达方式上依然有混沌不清的现象存在。中医在治病过程中，巫师在作法决疑时，仍然抹不掉同源的理论痕迹。命相师和中医师共同崇拜的阴阳八卦图腾。从老百姓的认识水平说，迷信和中医就有点更混淆不清了，退一步是迷信，进一步就是中医。而许多江湖骗子和迷信传播者，正是利用迷信和中医的这种扑朔迷离的关系，把中医的科学功效与施展骗术混为一谈。

提醒：中医博大精深，让每个百姓都懂是不可能的。最浅显的中医知识与理论就是中医讲究整体又讲究个体，最核心的理论是辨证论治，简单地说就是看病从全局出发，治疗因个体而异。不一样的人怎么可能用一样的药呢？

所以没有治百病的药物和功法，如果说有，那就是骗术。

2.看病时最常见的错误观念

久病成医是不对的。理由是：

①久病的人一般是患某一种病，只可能对某一种疾病了解较多，但慢性病（久病）一般都会引发全身系统的病，如高血压，涉及心、肾、

眼等器官。每个久病的人一般各人涉及各人的一阶段，损害程度也不一样；高血压，糖尿病均如此，不同阶段不同症状需采取不同治疗方法。何况有人是从看书中获得知识，有人是听医生解释获得知识，各人感受获得结论不一样。

②每个人的病情也不一样，同病异症或同症异治。以高血压为例，有人是肾性高血压，有人是家族性，有人原因不明。服药后反应也不一样，有人服药后会干咳，有人服药后多尿，有人无效，要换药。各人体质不一样，对药物敏感性不一样。

③很多病是异病同症。头痛之类的小毛病，很多人不用去医院，扛过几天就过去了，或者自己买点药吃就行。或者看了一些医学书籍，自己下药。但头痛只是一种症状，如伴有发热，可能是感冒；如果鼻塞可能是鼻炎；如果牙痛可能是牙病所致；如果咀嚼痛，可以是颞下颌关节痛；如刀割样痛，可能是神经痛；如时痛时坏，逐渐加剧，不能排除外颅内有痛变；如果伴有呕吐，呈喷射性，那要摄 CT 了，可能颅内有肿瘤。还有疲劳、乏力等轻微的症状是许多疾病相同的症状，看似轻微也许是许多严重疾病的早期表现，不经过检查就不得而知，缺乏经验，就难以判断，白细胞减少，红细胞减少都可以导致疲劳。

④医生是看过几百甚至几千个病人积累的经验，而病人只是一家之言，仅仅是一个人生病的经历，一个人的经验。这个经验于己于他都不适用，同一个人同样的病，少年时吃药可能为一片，老了可能只需吃半片。青年时有抵抗力，老了可能体弱，抵抗力下降。在自己身上同一个病不同时期症状可能不一样，一样的症状可能是不同的病。例如腹泻，年轻时可能是直肠炎，老了可能是胃肠功能紊乱，两者用药完全不同。不适用他人，理由是年龄差异、体质差异、对药物敏感适应差异。所以久病莫乱行医，自己也不要为自己当医生。

2. 病人家属陪伴的误区

（1）候诊过程中大声喧哗。一些病人家属在等候过程中大声喧哗，对医生给病人看病会产生干扰，使医生听不清病人说话，使医生无法集中注意力。

（2）病人家属常喜欢代述病史。病人家属很担心病人自己表达不清，抢着叙述。在讲述时，这些现象是家属自己观察加上自己想象，使用了更多的形容词，喧宾夺主，讲述病情常有夸大，还反问病人是不是，强迫其承认。例如一个女儿代父叙述病情，讲父亲胃痛得半夜打滚，服药无效，还要父亲认可，其实其父胃是隐隐作痛，其女的目的是希望医生同情，加大治疗的力度。

（3）家属常无意将自己的烦躁情绪加在病人身上。家属也多有自己的工作，常是请假陪同就医，心急十分理解，来医院、挂号、候诊，时间过久，蓄气很大，非常烦躁，与病人的焦虑混在一起，烦躁会增大。家属见到医生第一句话多是问："医生，他患了什么病？你是专家，你怎么还没看清哪？"要让病人去做检查，家属很不满意，不愿排队做检查，希望医生立马开药治疗。

还有一种现象是有的病人听了邻居或社区医生、乡村医生的话，在没有做检查时就做出了诊断，去医院只是让专家验证一下，如果没能验证，也就是说与社区医生、乡村医生和邻居讲的不一样，就会怀疑医生不尽心，甚至怀疑医生的水平，从而对医生的诊断与要求做的检查产生抵触情绪，这种情绪会影响病人和医生之间的沟通。

（4）把医院当休闲处。很多病人家属在休息椅上睡觉、谈天、嬉笑。三甲医院条件比较好，有中央空调，夏天凉快、冬天暖和。有一些外地病人的家属会住在走廊里。这种情况在医院里是不允许出现的。

3. 预防乱投医，总结好经验

谁都知道急病乱投医是错误的。现实是病人大都渴望尽快治好自己的病，听到哪里能治好他的病就往那里跑，上演一幕幕乱投医的悲剧。病人的经济负担加重，耽误治病时机。有了病，要冷静，这里提纲挈领说几句。

（1）选择就医点，心中有数。病有轻重、急慢之分，在就医时要摸清居住处医院（社区医院、区级医院、市级医院）的设备条件、医疗质量与水平，做到心中有数。谁都愿意到医疗设备条件好、医疗质量水平高的医院就诊。已经诊断清楚的慢性病就近选择医院治疗方便。选择就医点的最主要条件是让人放心。这点，要做到心中有数。

（2）掌握自身病情，心中有底。凡患慢性病的病人对自己的病应有所了解。对这种病治愈的可能性、慢性病的转归、并发症等，要心中有数，不要跟着广告宣传乱走。任何病都有治疗原则，例如一般恶性肿瘤，手术切除配合放化疗；急性阑尾炎需手术或内镜手术；胃病幽门螺旋杆菌阳性，需制订一定的治疗方案。所以诊断明确后，治疗办法大同小异。

（3）选不同层次医院，应改变就诊观念。原则上大病上大医院、小病上社区医院，就诊方便、花费少。疑难病、诊断不明确的病，找名医、找专家也要辨真假，不可盲从偏信。要选择1~2家中小医院、一家大医院或专科医院，按病就诊，不要相信游医。

（4）选对、选准医生。好医生有好经验、有好技能、有好道德。通过实践认识医生是好是坏，才能放心治病。选好医生后要相对固定，医患双方都能互相了解，有利于疾病治疗。

第三节　带孩子看病的注意事项

1.儿童有病要到儿科看

儿童绝不是成人的缩影，成人疾病专科不能包治儿童同类疾病。我国规定，15周岁以下儿童、青少年均应到儿科就诊，国际上已有专家提出应将儿科就诊年龄提高到18周岁。国家之所以限制就诊年龄，是因为正处于生长发育阶段的儿童、青少年机体各脏器发育尚不成熟，功能也不健全，也就是说儿科疾病无论是生理、病理、诊断、治疗都有其特殊性。

用药方面，不管是药物的种类、剂量，儿童都有与成人不同之处，例如，内含可待因、阿片的强力止咳药，小儿应用会抑制呼吸；儿童使用强地松等药物，必须精确地按体重计算确定用量等等。

疾病治疗方面，尽管儿童许多疾病的名称与成人相同，但治疗方法却不尽相同。例如，儿童糖尿病、高血压、肾病都有与成人不同的疾病特征，绝不能等同于成人找个就近医院治疗。有些病毒性疾病，如病毒性感冒、秋季腹泻，是自限性疾病，经过适当处理，一般一周左右就能自然痊愈。有些家长见孩子不退烧，就带孩子去好几个医院。每到一处，医生都要从头了解病情，重新检查，有病的孩子，需要按时服药，好好休息，过多地去医院有害无益。发烧是很多疾病的症状，如疾病的根本原因未解决，服退热药过 3~4h 后体温还可能再升高。如果孩子精神较好，没有异乎寻常的哭闹、严重的吐泻型中抽风等情况就不必忙着去医院。即使肥胖，儿科治疗有其独特之面，有既不影响儿童发育又减重的方法，又不主张像成人那样强行抑制饮食和热量摄入。

2.简单扼要地讲述病情

医生需要了解的情况一般有：疾病发生的时间、主要症状、病情变化过程，复诊还要说明用药的效果；有时医生还要了解孩子过去曾患过哪些疾病，打过哪些预防针，孩子和家庭成员患过哪些疾病，打过哪些预防针，孩子和家庭成员对哪些药物过敏。家长事先应把这些情况考虑好，主动向医生讲述。

3.看病时注意防病

一是防止交叉感染。医院是病人集中的地方，医院越大，病人越集中，室内环境会受到严重的污染，孩子看一次病一般至少要在医院逗留 1~2h，患病的孩子本身抵抗力就差，这样很容易通过呼吸道或直接接触等感染，会造成旧病未愈又添新疾。据统计，去儿童医院看病的孩子，上呼吸道感染占 60%~70%，其他常见病占 10%~20%。这些疾病一般医院都能诊治，不要舍近求远，都集中到儿童医院。

二是防止新病发生。孩子患病用药后，病情好转一般都要有一个过程，常见的如病毒性感冒、秋季腹泻等病毒性疾病，一般一周左右就能自然痊愈。而有些家长比较性急，只要孩子不退烧，就不停地带孩子去医院，使孩子不能按时服药和好好休息，这样不利于疾病的痊愈，还容易引起其他疾病，所以带小儿看病时一定要防止新病发生。

建议：

（1）在医院候诊要采取适当的防护措施，尽量不与其他患者接触。冬春季是呼吸道传染病流行的季节，就诊时最好给孩子戴上口罩。看完病回家后，家长和孩子都要将手彻底洗干净。

（2）对孩子的病要提高警惕，不要在街头小诊所看病，重病要到正规医院治疗。有些父母有麻痹思想，孩子得病后，随便在街头小诊所治疗，以至于延误病期，遗憾终身。

（3）要减少在医院的停留时间。带孩子看病时，尽量采取一些防护

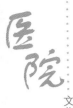

措施，如戴口罩，回家后换干净衣服等。

4. 孩子打点滴家长不要围着转

家长带小孩去医院看病，在等待的过程中，孩子要撒尿，家长就地给小孩把尿，如果是大便就往垃圾桶里拉，气味非常难闻。这种做法不可取。一般情况下，小孩应该由家长带着去厕所。

小孩打点滴，有时父母、爷爷奶奶都去，把有限的椅子都占着，后来患儿只能是站着输液。如果是带孩子看病，一般情况常常一名家长陪同就行，几个家长都等在输液室里，会影响其他孩子的就医环境。

5. 带孩子看病要学会择时

父母都喜欢利用寒暑假期为孩子检查身体，治疗慢性病，尤其是治眼病和牙病。假期里因人多，孩子等候时间长，而且看病效率低。

假期中，各医院的儿童眼科、口腔科等有特色的科室人满为患，儿童看病要学会选择时间。

（1）要学会选择带孩子看病的时间。进入假期，一些家长觉得孩子得的不是什么大病、可以等着有空再看或是觉得费时间，想找个整时间看病成了热门，这就直接造成周末，尤其是寒暑假期间小病人数量急剧增加的情况。有些儿童医院的科室平时每天接诊 50~60 个患者。造成检查时间缩短，等待时间增加，孩子哭，家长急，年龄小的孩子病没治好，还染上新病。

家长对眼病、口腔科疾病等小科病认识不足，认为这也不是什么急病、不碍事，不用马上带孩子治疗，不愿意耽误孩子的功课，这造成了假期小患者排队看病的主要原因。

建议：学龄前孩子最好不要赶在假期跟上学的孩子一起挤着看病，小小孩的耐性差，容易哭闹，旧病未好，还得新病。学龄前孩子如果是治病随时随地就诊，如果是查体可在寒暑假进行。查体最好是对各医院的门诊时间进行查询，问清再安排就诊时间。儿童医院周一到周日全部开诊，而且普通门诊和专家门诊几乎每天都有，家长完全没必要非挤到周一或周六带小孩看病，周日门诊人比较少，也是看病的好时候。一般早上 8 点到 9 点，下午 3 点半到 4 点半是病人比较少的时间，家长可以利用这段相对冷清的时间提高给孩子看病的效率（当然也不排除家长自己没有时间）。

（2）定期检查防牙病。现在的家长都希望孩子健康。很多家长在对疾病的认识上有误区，这是孩子看病排队费时费力现象的又一原因。

小洞早补，大洞受苦。一般的牙病家长不重视，孩子牙齿发炎不去治疗，有痛才治，要知道洞大了神经就露出来了。需要"杀神经"治疗的龋齿不仅治疗麻烦，孩子也痛苦，家长要花很多时间跑医院三四趟。如果牙有洞，马上治疗只去医院一次就可以了。

建议：家长一定要增强预防口腔病的意识，让孩子每半年检查一次口腔，预防牙病的发生。医生可以根据半年的定期检查情况给出相应的建议，例如有的小孩有牙周和牙龈问题，需定期检查，医生发现问题可以帮助孩子养成好的习惯，不会发展到牙痛或牙齿松动的程度。

（3）视力问题别拖到假期。

建议：学龄前儿童应该在上学前至少进行一次视力检查，看看视力在上学前的状况是怎样的。如果视力不好需要戴眼镜，那每半年应该检查一次，根据医生的建议调整眼镜度数，免得出现视力下降较快的情况，大人和孩子在心理上都比较难接受。孩子在散瞳验光后需要 3 周左右的恢复期，孩子最好一放假就来，散瞳验光才不会耽误后面的学习。家长不要怕散瞳验光麻烦而随意到眼镜店配眼镜，因为孩子的近视有的含有假性近视的成分，不散瞳验光不容易准确判断，形成真性近视。

（蒋李懿　庄织逆）

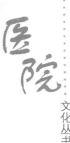

第三章
分析信息：就是关爱自己的健康

导语

　　看病的第一步是选择：选医院、选科室、选医生；选对了，一顺百顺；选错了，弯弯曲曲。遇上无良医生，庸医假医，骗子医院不停地坑病人，甚至病人垂死时也不放过，病人与病人家属要学会呵护和捍卫自己的健康。

　　要相信大多数医院是好的，大多数医生是好的；大多数病人是尊重医生，爱护医生的。两个大多数使医生与病人走在一起了。病人做选择时要心平气和，还要知道一点院情，也就是"行情"、信息。病人有了"行情"、信息、医学知识三样之后有利于其做选择。

　　我国对医院分级管理的依据是医院的功能、任务、设施条件、技术建设、医疗服务质量和科学管理的综合水平。根据医院不同的任务和功能，不同的技术质量水平和管理水平、设施条件等级医院管理将医院分成一、二、三级，一、二级医院分别又分为甲、乙、丙三等，三级医院分为特、甲、乙、丙四等。根据医院的功能定位和大小类型，分为综合医院、专科医院、教学医院、诊所等；根据资产可以分公立、民营、合资。综合性医院通常是一个地区的主要医疗机构，承担处理各种疾病和损伤的医院，有大量的病床，同时为许多病人提供重症监护和长期照顾。

通常包括急诊部、门诊部和住院部。专科医院是按不同疾病或伤害，分为儿科医院、妇科医院、男科医院、肛肠科、耳鼻喉科、皮肤科医院、精神病院、肿瘤医院、传染病医院、肾病医院等。教学医院通常是医科大学、医学院或综合性大学医学院的附属医院。

不同级别和类型的医院承担着不同的角色和定位。病人应结合自己的需求，综合分析各类医院的情况，可使自己选择的目标明确。病人分析信息的过程就是关爱自己健康的过程。

本章关键词：耐心分析，细心选择。

第一节　怎样选择就医医院

就医第一步是选择医院、选择科室、选择医生。当下医疗市场鱼龙混杂，慢性病患者要冷静分析，自己患了什么病，治疗这种病哪家医院最好，这家医院里哪个医生最好。错误认识自己的疾病，错误认识医院，就会导致错误选择。县级医院都有自己到官网，可以搜索查找医院的历史、专家、设备等代表技术与水平的硬指标。

1. 按就医原则选择

就医原则有几个关键词：安全、有效、质量、费用、态度。

（1）安全永远是第一位。与安全有关的因素是医院院龄、医院文化、医院水平、医疗质量，自己所要就医科室的医疗团队结构、医疗技术现状，县、市、省乃至国内知名度。

（2）医疗水平和医疗质量，包括医院的诊断水平、治疗水平，特别是疑难病、急重病及本次就医专科的诊治水平。

（3）医院设备条件，先进的医疗仪器设备可以从一个侧面反映出医院的医疗水平，但不能简单地将这两者等同起来。先进的设备能否充分、恰到好处地发挥作用，关键要看医技人员的医德水平和技术水平，常见病不一定要非常高、精、尖的医疗设备，不要过分迷信先进的医疗设备。医疗设备在选择医院时只作参考。

（4）医院诊治疾病的医疗经费开支水平。在相同条件下，要选择收费相对低一些的医院，包括单病种收费、检查费、药费。

提醒之一：一些民营医院常引进一些先进设备，基本是以盈利为目

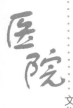

的，检查的适应症常被放大、增多。

提醒之二：费用不应视为第一位的。最根本的、最重要的还是医疗质量和水平，有时表面上看是省了钱，短时间看是划算的，实际上由于没有从根本上解决问题，留下了隐患或后遗症，再次治疗不但花费更多，对生理、心理有了更大打击，对健康也有影响。

提醒之三：一般情况下，越基层医院治疗收费越低，但也有例外。北京、上海等大医院严格规范收费标准，控制药物使用，同一类手术的收费已经出现了比省市医院收费低的现象。

提醒之四：肿瘤治疗成功率在于第一次手术的质量。一位患者在包干费用的一家医院做胆囊手术，术后并发腹膜炎，再转院，死里逃生，花费翻几番。还有一个医生患肿瘤后，转到上海肿瘤医院手术，术后回自己医院询问，发现本院收费高出上海 25%。

（5）服务态度和工作效率。人生病了本来身体不舒服，情绪也容易急躁，再遇上一个服务态度生硬的医生，就容易引出许多不愉快的事来。患者要求医护人员改善服务态度是十分有道理的，但是最关键的还得看医疗技术水平。医生整天笑脸面对患者，瞧不好病也是没用。效率低下的医院不能选。

（6）看病距离远近及交通状况。医院离家太远，看病不方便，尤其是如遇病情变化急症，更令人着急了。在医疗水平、质量得以保证前提下，尽量选择离家和工作单位近一些的医院。

2.按照医院分级管理等级划分选择

（1）根据《医院分级管理办法》，医院等级分为三级十等。每一级又分甲、乙、丙等多种，如二级甲、乙、丙等，三级特、甲、乙、丙等，三级特甲、乙、丙。

一级医院是向一定人口的社区提供预防、医疗、保健、康复服务的基层医院和卫生院，提供经济便捷的基本医疗服务。

二级医院是向多个社区提供综合医疗卫生服务和承担一定教学、科研任务的地区性医院。

三级医院是向几个地区提供高水平专科性医疗卫生服务和执行高等教育、科研任务的区域性以上的医院。三级特等医院是我国最高水平的医院。

（2）对医院的评价从高到低依次是卫生部部属医院或国家重点医学院校的附属医院，省一级医学院校附属医院、省级医院，部队大型、地方中型（原地区一级的医院和现在的市一级医院）和省一级专科医院，大型厂矿职工医院、县一级医院等二级医院，中型职工医院、医务室、卫生院等，私人诊所。

一般来讲，三级医院是处在中国医院顶端的各医科大学的附属医院及各省区市人民医院，还有军医大学附属医院和各大军区总医院。

对于疑难危重症而言，医学院校的附属医院应该是目前患者看病的首选。医学院校附属医院成立时间较长，学科建制规范且分科较细，临床与科研的结合最紧密，医学人才和仪器设备相对集中。但不是所有的附属医院都是"大哥大"，最好浏览该院的网站宣传，注意该院的重点学科是哪几个，学科带头人是谁，经典的救治案例有哪些。也有一些非官方网站对医院的网评，但是需要区分。一般来说，卫生行政主管部门和主流媒体的信息比较可靠。

建议：首诊就医最好选择正规大医院和知名专家。不要因为怕排队、怕麻烦，而自己诊断，自己购药，自己治疗。

3. 以自身病情轻重缓急选择

（1）普通病——选择一般医院

如果自己已明确诊断患常见病，可在社区医院或二级医院就诊。如果是一般症状，如咳嗽，低热，经过5~7天的诊治，诊断不明确或症状无明显好转，应转至三级医院或相对应的专科医院求诊，以尽快明确诊断，不可延误。

（2）急重症——火速赶往最近的大医院

如果病情紧急，应立即到邻近的医疗水平较好的大医院看急诊。因为时间对重大伤病的预后极为重要，例如急性心肌梗死、昏迷不醒、持续高烧、大出血、严重外伤等，要毫不犹豫地直接送往最近的大医院。大医院技术力量强，医疗设备先进，抢救药品齐全，能及时有效地挽救生命。了解患者病情的家属应陪同前往，病人服用的药物也应带到医院供医生参考。在一些偏远地区，可以先就近到卫生院做基础处理，同时

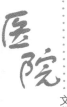
迅速联系转往大医院。

曾有医院因拒收病人而致使其死亡。因此，卫生部规定：急诊医生和护士对病人实行首诊负责制。所谓首诊，就是第一个接诊的医生，不管是平诊或急诊都必须对病人负责到底。平诊转科或急诊转院都应将病历填写详细，急诊则由医护人员陪送前往。

家中最好备有就近大医院的具体地址或电话号码，以备急需。

（3）慢性病——先在好医院明确诊断

常见慢性病如高血压、糖尿病、慢性支气管炎、前列腺增生等，目前已有标准的治疗方案，因此可直接在较好的医院（二级或三级医院）确诊并制订合理、有效的治疗方案；病情稳定后可定期去附近社区医院复诊。如果复诊时，医生的治疗方案有很大变动，最好请有经验的医生确认无误后，方可应用。在复诊过程中，若病情有变化或出现严重并发症，社区医院不能解决时，则应及时去上级医院诊治。

（4）手术治疗——大医院和专科医院应该是首选。需关注要去的这家医院某病种或某手术的年度数量及普及性，做得多自然会做得好。大医院做得多技术成熟，专科医院做得精技术可靠。手术其实就是外科医生的手艺。外科医生做手术需要手法、手艺和体力的结合，太年轻没有经验，没有好技术，年龄大了体力又吃不消。

4.对自己所选的专科水平高低选择

（1）综合医院与专科医院。综合医院按不同专业设置多种科室，服务面较广，技术水平较均衡。但一般大型综合医院都会有几个有特色的专科。得病后当诊断尚未明确时宜选择综合医院，因为有些症状虽然表现类似，但疾病并不相同。如中上腹痛可能是心脏病、胃病、胰腺病或阑尾炎等。综合医院各科专家都有，设备仪器较为齐全，院内会诊、转科都十分方便，对明确诊断和制订治疗方案也十分有益。在诊断大致明确后（如妇科病、肿瘤、骨伤，心脏病等）可以继续治疗也可以去专科医院治疗。

专科医院在其专业方面经验多、技术强，但人体结构复杂，某一个器官发病或手术之后有可能累及其他脏器，病情会变得复杂，这时综合性医院的优势就显露出来，不同科室、各方面专家的及时会诊，有利于病情的诊治。

以最简单拔牙为例：高血压、心脏病病人在口腔医院拔牙就存在难点，那儿急救水平、设备比综合医院口腔科条件差。

（2）大医院与小医院。各医院里医生技术水平总会有差异，小医院中也有技术好的医生，虽医疗设备相对少些，但候诊时间短，医患交流时间会长些。不管是大医院、小医院，选择时有三个原则供参考：

①诊断能否及时、准确。

②用药能否合理、便宜。

③治疗是否显效、有效或无效。

当对上述三方面有疑问时，可选另一家医院就诊。

（3）距家近与距家远的医院。当有急病发生时，往往首选离家近的医院，可能不是大医院，但是能得到及时处理。当病情较重、诊断未明、疗效不显时，不论远近，首选大医院就诊。

案例：一位骑摩托车外伤病人脸上皮肤裂开，急诊进了一家医院，这家医院没有外科，只给病人擦药，贴上敷料，打个绷带就算处理完了。病人疼痛几天后去大医院就诊，因没有及时缝合，需要植皮。

点评：身体的任何软组织只要没有缺失过多都可以拉拢。拉拢缝合是线疤痕，而植皮是块状形疤痕。这样治疗无疑给病人带来心理伤害。所以强调专科、专业，强调医院医生之间的差距。

（4）私立、合资诊所与医院。这类医疗机构在国内出现的时间不长。此类医院可信度主要靠医疗质量和服务，每位病人都有鉴别能力。若仅靠服务态度好而诊治质量不到位，也很难留住。它们的医疗作用和信誉需要一段时间方可为多数群众了解和认可。

通常规律是，好医院中好医生就多一些。水平高的医院，必然有水平高的医生。因为水平高的医院，必然是靠高水平的医生支撑。医疗活动是一个团队活动，这种环境能够吸引、培养和造就出高水平的医生。所以选医生的第一步是要选大医院。

提醒：选医院，还要看自己所就医的专业科室。千里迢迢去上海华山医院看牙。华山医院是鼎鼎有名的老医院，神经外科一流，皮肤科一流，牙科不是一流，看牙要选上海第九人民医院。

一家医院的声誉是多年积累的结果。选医院比选医生更容易一些，但选好医院是选择好医生的基础。

再次提醒：千万不要把微笑服务视为高于一切。一些医院服务人员笑里藏刀，毫无医疗质量可言。

典型案例：一位病人在瑞金医院诊断为晚期肺癌，他五个月前已在某体检中心做过检查。调来当时片子看，已有疑点。体检医生应该建议做 CT，但是医生没发现，没提示做 CT。早期肺癌与晚期肺癌的治疗效果完全不一样，生存寿命相差 10 余年。

5.选择医院的其他一些参考条件

（1）医院就诊人数量。就诊人多原因有二：一是质量确实好，二是"从众"心理。病人太多的医院，医生忙不过来，只能缩短医患交流的时间，解释工作只能三言两语，这是缺点。所以，凡复诊、已明确诊断是慢性病的可上一般医院。疑难病上大医院的好处是专家多、设备全，对诊断治疗有好处。有的单位参加了医保，病人可选一大一小，不一定都选大医院。

（2）检查、化验是否过多，用药是否对症、便宜。疾病诊治需有一个过程。复杂的、不典型的或少见的病例更不可能看一次门诊就能诊断。一次门诊就开出一大堆化验和检查单，势必会造成浪费，可先作几项检查，然后根据病情再逐步补充进行，这样可能更合理、省钱、省事。

现在有一些医疗机构（诊所、研究中心）登广告免费做无痛苦、无创伤的"高级检查"，总能检查出几种病，然后让病人购买他们自配的或推销的药，往往开出的药量大、药费高，达几百元甚至过千元。当遇到检查单开出太多、药费过高的情况时，病人需谨慎行事，不要取药，尽快换个医院咨询与比较。

这儿要解释一个指标，即药品费用比例。由于媒体常公布各医院这个比例，造成病人心中认为药品比例越高，病人负担越重，这儿有误解与误导。

所谓药品比是指医药费用中药品所占的比例。举一个例子：一个感冒病人最终医药费是 500 元，如果药品只有 50 元，则其药品比为 10%，这可能是大家公认的好医生，如果同样的病最终医药费是 100 元，其药品是 80 元，检查费是 20 元，药品比是 80%，这是不是坏的或差的医生呢？作为病人，会选择前者还是后者呢？所以，药品费用比例不能作为绝对指标。要看几点，一是这次检查药物总费用；二是要不要复诊，要几次复诊，有无疗程一说。如何初诊检查费用高，药费很低，只十几元，甚至不开药，说明这位医生没有发现有阳性结果，不开药，只观察，这是好医生；反之，很少检查费，很高药费，最好不要取药，再换一家医院诊治；如果立马就有了诊断，立马大谈疗程，大谈包治包好，请注意被诱导与欺骗。

（3）医生解释工作。经治医生在诊治疾病的某个时段有责任向病人介绍病情，告知如何调理疾病和服药方法等，也要答复病人提出的与疾病相关的一些问题。这样的医疗服务是选医院的参考条件之一。

（4）医院住院难度。有些大医院门诊、急诊病人过多，想要住院十分困难。当患了重病、急病而住不上医院时，将会带来很大的麻烦和苦恼。所以，选医院时要了解住院难不难。其实自己也可判断，若门诊病人过度拥挤时，住院难度往往会很大，要有等待和准备的心态。

（5）住院时间长与短。

在医疗费用恒定的情况下，平均住院天数和平均门诊时间是两个最具效率的效能指标，即在院时间越长则效率越低。在中小型医院，由于病人不足等可能会出现压床现象，有三个原因：一是为了多收费用，二是为了制造繁荣景象，三是医院自身诊疗水平低下。对一般病人来说，住院三天内的费用是最高的，主要是集中检查和诊断的计费，到后期则多为康复保障性维持费用。病人拥挤的大医院往往会通过缩短住院天数、加快床位周转以提高效率。选择平均住院天数和平均门诊时间短的医院无疑是双赢的，体现在三甲医院的床位周转情况，平均住院 8 天左右为最佳，当然是相对越短越好。

（6）医院窗口服务态度。看病过程中常会遇到挂号、抽血、输液、化验及诸多项目的检查，要看一看每个窗口等候时间、服务情况等，这些窗口往往是医院整体服务状态的反映。

（7）医院的历史和病人就诊、住院数量。一个综合医院水平可以从几个方面看：一是病人。就诊病人较多，就诊病种较多；二是专家人数

（专科医院除外），各类型、各病种专家较多；三是设备是否先进，是否为全国领先或该省该市县领先。

（8）病人口碑和社会舆论。如果一家医院的医疗质量、服务态度几十年如一日，评价一直是优秀，即使看到或听到这家医院发生了医疗纠纷也要辩证地看，不能因为一粒老鼠屎毁了一锅汤。医院本质是好的，大都医生是好的，不能因一起不良事件随便否定一家有悠久历史的医院。

提醒与建议：在正规医院附近通常徘徊着"医托"，请大家谨防"医托"。所谓"医托"，就是骗子，哄骗不明真相的就医人员到别处找所谓专家、神医看病，骗取钱财。这些"医托"一般会主动搭讪，攀老乡、套交情，旁敲侧击地了解患者疾病后，刻意现身说法，声称自己或家人、朋友也患有相同的疾病，一副同病相怜知之甚详的模样，紧接着就介绍说某医院或某专家特别的好，药到病除、收费低、免检查、不排队等等。所以呼吁广大就医的群众，如遇到陌生人搭讪，请务必警惕。上当受骗后，轻则经济损失，重则贻误病情，甚至危害健康。如有任何就医问题需要咨询，应求助院内工作人员或拨打院内咨询电话，谨防"医托"。

（蒋泽先 郑增旺）

第二节 怎样认识了解要选择的医院

门诊是就诊患者到达医院的第一站。目前，我国的医院都是实行无假日医院服务模式。一般来说，大部分医院的门诊都是正常工作日白天开放，节假日、双休根据各医院的实际工作进行安排。以南昌大学第一附属医院（以下简称南大一附院）为例，工作日全院正常开诊，双休日上午部分主要科室开诊，双休日下午门诊不开诊。节假日则根据国务院办公厅相关文件精神，结合工作实际另行安排。

门诊主要处理慢性的、非紧急性的疾病；急性的疼痛、受伤、出血、骨折、车祸伤，一般都是在急诊完成就诊。

门诊根据坐诊医生的级别，会收取的不同的挂号诊察费。科室也通常划分较细，开放各种类型的专科。慢性非紧急的专科疾病，建议患者门诊就诊。另外出院之后的复查，一般也是回门诊复诊。慢性的疾病，例如慢性的高血压、糖尿病、甲亢等，都是在门诊专科就诊。此外，感染科门诊、发热门诊及常规核酸检测门诊一般都有独立的门诊区域，与普通门诊会有一定的空间距离，单独设置。走进门诊就可以了解这家医院的一般情况。门诊里都设有专家介绍。门诊还可以看其工作效率，一是看病现场的效率；二看排队、咨询多不多；三看患者是有序还是无序。这属医院管理和机制问题，还要看 X 片、血液化验单当天是否能取（细菌培养，病理报告除外）等等。

1.了解医院历史、管理、水平、制度、特色及其他

（1）历史。医院历史越悠久，文化沉淀越厚实。许多大中城市的综合医院均有百年历史，短的也有 50 年以上历史。它们在成长过程中逐渐形成了自己的医院文化和医疗特色。好制度、好习惯、好风气积累；高素质、高水平、高德智的医者多。例如，北京协和医院、上海瑞金医院、华山医院、武汉同济医院、成都华西医院、广州中山医院。这里就诊虽然门庭若市，医疗纠纷却很少。

（2）管理。有无完整的制度，制度执行是否到位，其院领导与专家、科主任的业务在省市、乃至全国的影响。

（3）水平。综合医院科室齐全，看有无领先科室、知名专家。

（4）特色。每家医院在创办发展过程中都有自己的特色，也就是重点学科，大多有学术带头人，这类专家大都有一定业绩。在网上点击专家的名字可以看到其业绩。

（5）设备。设备齐全，有与设备配套的专家。有些县镇民间医院购置了淘汰的设备，如二手的 CT 机，影像图片不清晰，读 CT 的医生水平有限，常会出现误诊、漏诊。

（6）环境。门诊、住院环境不在于是否有沙发、电视、房间大小，而在于方便的各项设施安全齐全、整齐洁净、服务周到、有序安静，有导医、导诊，或有导诊牌引导，一目了然。一般民营医院都有这类设施。

（7）分科。正规综合医院分科均按世界及国内要求标准分科，而民营医院分科杂乱。医疗市场什么病火热、那挣钱就命名什么科。如专治白癜风科，并担保治好。

（8）其他。历史悠久，在省市已是龙头的医院一般不会做广告。即使这些医院新成立一些科室，也只会在有限的范围内做广告。新成立的

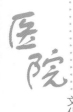

民营医院会大做广告，面对这些广告要有清醒的认识，要学会识别广告。

2. 了解医院的制度与执行情况

一所好医院，有许多好的制度，要相信这些制度都是为了病人，不要认为这是形式，一些制度操作性很强，很有约束力。

举几个例子：

（1）病历书写。各省级三甲医院对医生书写的病历监督很严，成立了个专门监督书写医疗文件，包括病历、处方、各项申请单的科室。凡有问题的病历，在大医院罚款都在300~2000元，大医院对病历天天有检查，周周有处罚。

（2）用药规范。一些大医院很难看到大处方，电脑里有监测系统，超300元或500元，费用的处方电脑系统会提出警告，在监测处会出现该处方违规的医生名字。经查实，罚款500~1000元。某三甲医院违规处方处罚举三例如下：

①用药类别有错。一个患者患牙周炎，医生给其开了抗生素左氧氟沙星（药品名为左克）。该药主要用于呼吸道、泌尿道感染，用于口腔感染作用不大，属于违规，罚款1000元。

一位患胃炎的患者，医生给其开了处方头孢克肟胶囊，该药不用于治疗胃炎，不合理，同样被罚款。

②用药数量过多。门诊只能开3天药，超过量要说明，是患者要求，还是病情需要。没有合理的说明，大处方均属违规用药，轻者罚款，重者罚当月奖金，再重者停开处方一个月。

一患者诊断肠炎，医生开了盐酸左氯氟沙星0.5g×7片×2盒，用法：每次1片口服，每日3次。用量过大，每日1片即可，过大会发生不良反应。

③用药指征不确。住院病人，如果白细胞不高，没有细菌感染症状，用了抗生素算违规。这类错误罚款1000元。

④手术后用药。在很多大医院，对手术后用药作了规范。无菌手术一般不用药，有污染可能的手术也只能用药3天。只有污染手术才能使用5天左右的抗生素，并要求做细菌培养，选择最敏感的抗生素，最敏感不是最贵的。

⑤一切费用，包括一块纱布都记在账单上，向病人公开。病人可以查阅，可以咨询。

3.了解医生梯队与分级手术情况

每家正规医院，尤其是公立医院，医生一般都会分三级，住院医生（初级）、主治医生（中级）和副主任、主任医生（高级）。专家是指有副主任职称以上的医生。在镇乡，主治医生也有可能称专家。住院医生要求一天三查房，或每日至少查房两次，上午专家带住院医生、进修医生或实习学生查房，下午下班前要有一次查房。重点患者、当天手术病人要床头交接班。白天与晚上值班医生要交接班，晚上睡觉前值班医生要查房一次，这叫"三级医生查房制"。

所谓查房，就是医生到病房去查看自己管理的患者，询问病情诸如症状、精神、饮食、大小便有无变化，治疗前后对比等，另一方面也是给病人心理安慰，进行有效的医患沟通。

外科病房倍受病人关注的是手术由谁主刀。病人总担心是学生、实习生、下级医生主刀。在一所正规医院里，这种担忧完全没有必要。医院有严格规定，哪级手术哪级医生主刀，没有取得医生资质的学生，根本不可能任主刀，那是违法的。来进修的医生大都是年轻的住院医生或主治医生，也不能主刀。这叫手术分级管理制，各科都有手术分级管理目录，哪级医生做哪级手术，违规者罚款。

一个要行手术治疗的病人，住院后，最初接诊的医生很可能是住院医生，问诊时，还可能是医学生，不必担心，他们所要完成的任务是书写病历；一般在入院当天下午或第二天上午，主治医生会来病房询问；副主任或主任会晚一天。有的医院，主任医生当天即会和患者见面，大病房里医生会分组，每组都有三级医生，这叫"三级医生负责制"，是各级医院要严格执行的制度。如果没有执行，病人有权询问。可以询问护士长经治医生是谁，主任医生是谁。这是病人的知情权，应该问。

第三节　如何选择治疗自己疾病的科室与医生

如何选择治疗自己疾病的科室与医生有两个方面意思。一是已经明确了诊断，如已经明确是糖尿病，希望找一个好医生，制订一个好的治疗方案；二是发现有病了，希望找一个好医生明确诊断，不要误诊误治。前者是治疗，后者是诊断。这里主要讲述后者。当病人发现有了症状、体征或体检异常，那就要找专科医生了，这叫选科，在门诊叫挂号。什么症状挂什么科很有讲究。挂的科"对路"，可以得到及时、合适的检查、治疗；如果挂号"不对路"，在门诊大楼里弄得晕头转向，既浪费时间，又延误检查、治疗的时机，甚至陷入"内科推外科、外科推内科"的被动境地。大医院病人挂号都要通过预检台，把主要的病情扼要地说清楚，可以避免挂错号。不过，病人因经常表达不清还是挂错号，去错科室，致病人心情更加烦躁，认识更加模糊。

如果自己了解疾病，了解医院的工作规律，就可以少走弯路，提高就医效率。

1. 选科室的一般知识

大城市大医院都设有预约挂号，可先电话讲述自己的症状，要求解决什么问题，咨询人员会根据提供的资料，提出参考意见。例如，颈部肿块要求明确诊断，希望获得治疗。

颈部肿块涉及三个科。一是普通外科，颈正中部肿块可能是甲状腺瘤；二是耳鼻喉 – 头颈外科；三是口腔科的口腔颌面外科。一般患者往往不理解，认为口腔科只看牙齿，不可能看肿块，如颈部肿块在颌下或耳垂下就是口腔科了。

介绍几个基本知识：

①根据病情缓急来区别是挂急诊还是普通门诊。

②根据病况或受伤部位的情况决定看哪个科。

③从疼痛的部位或引起疼痛的原因来决定挂哪一科号。

④根据病种与症状的主次来确定挂哪一科号。

⑤根据肿块的部位来选择科室。

一些医院设有综合内科，实在不清楚时，可以先挂这科。

①呼吸内科——发热、咳嗽、咯血、呼吸困难、呃逆、胸痛等。

②消化内科——恶心、呕吐、便秘、腹泻、吞咽困难、食欲异常、胃肠胀气、呕血便血、黄疸等。

③心血管内科——心悸、紫绀、心绞痛、高血压、低血压、脉搏异

常等。

④肾内科——蛋白尿、尿色异常、尿量异常、尿路结石等。

⑤神经内科——头痛、面瘫、瘫痪、昏迷、抽搐、眩晕、肌肉萎缩、不自主运动、步态障碍等。

⑥内分泌科——肥胖、消瘦、水肿、生长发育异常、尿量异常、尿糖、甲状腺肿、突眼等。

⑦血液科——出血、贫血、紫癜等。

⑧肿瘤科——肿瘤的非手术治疗（不含开刀治疗），综合医院一般没有综合肿瘤外科。若有明确诊断挂相应的科，如怀疑是胃癌先挂消化科或外科，怀疑患肺癌先挂呼吸科或胸外科，腮腺癌挂口腔科。肿瘤专科医院一般设有肿瘤外科。

⑨普外科——腹痛、腹胀、黑便、腹部包块、乳腺肿块等。

⑩胸外科——咯血、胸部肿瘤、食道疾病、肿瘤等。

⑪心血管外科——先天性心脏病、大血管畸形等疾病。

⑫泌尿外科——肾、输尿管、膀胱、外生殖器的畸形、损伤、结石、肿瘤等。

⑬骨科——腰腿痛、骨外伤、炎症、肿瘤、畸形、营养障碍等病变。

⑭烧伤科——各种物理、化学烧伤及皮肤整形。很多医院整形科单列。

⑮神经外科——脑中风、脑肿瘤、头颅外伤、周围神经损伤等。

⑯妇科——白带异常、阴道出血、闭经、痛经、下腹部包块、女性不孕等。

⑰产科——生育检查、分娩、产前产后疾病。

⑱儿科——14岁以下儿童，除眼、耳、鼻、喉、皮肤以外的内、外科疾病。

⑲口腔科——口腔专业在医学里是一个特殊的专业，一般常规治疗专指牙科，包括拔牙、镶牙、补牙、整牙、植牙、口腔颌面外科手术等诊治内容。口腔专业对综合医院的依赖不高，更多的是医生个人素质技术起作用，所以牙科诊所大街小巷都有。开业医生中，水平高低参差不齐，既有受过高等教育的医生，也有中专毕业生，知识、技术水平和服

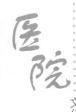

务质量不一样。病人对牙科诊所的选择理解不一样，有的图快，有的图便宜。其实，口腔科最为关键的是消毒，消毒不达标，不仅无法治好病，反而会染上其他病。对此，病人可以直接问牙科诊所如何消毒、用什么方法消毒等，甚至可以观看消毒方法，这是病人的权利。消毒操作不规范的诊所绝不能去。

口腔颌面外诊治内容有颌面外伤、颌面肿瘤、先天性唇腭裂、腮腺疾病、颞下颌关节疾及颜面部炎症。

⑳眼科、耳鼻喉科、皮肤性病科、中医科、理疗科、整形科、职业病科——疾病症状、部位明确，就诊目的明确，挂相应科室即可。

医学科学和其他技术性领域一样，分工越细技术程度越高，质量越有保障。比如，目前公立的儿童医院、肿瘤医院、妇幼医院、口腔医院、传染病医院等比综合性医院的小专科具有明显优势。这些医院患者相对集中，医院接诊类似病例的量多，应对各种疑难杂症的经验相对丰富。民营医院就总体水平来看，只能作为补充性选择，其优势在于他们的环境和服务态度优良。

案例一：

有位病人发现颈部有一肿块，自己挂号到肿瘤科，病人理解没错，他不知综合医院的肿瘤科是肿瘤内科，开展的只是放疗、化疗的治疗工作。综合医院的肿瘤科病人大都是各专科明确诊断后转诊过来的，或是手术后的后续治疗，如乳腺癌、鼻咽癌、脑肿瘤的放疗，肺癌、食管癌、卵巢癌的化疗等。肿瘤病人的病理活检还是要靠各专科获取。接诊的这位的肿瘤科医生要病人到外科行肿瘤病理活检术，病人就诊到普通外科，外科医生建议他到头颈外科，因为肿块在颈部，头颈外科又转诊到颌面外科，因为肿块在颌下腺旁。口腔科医生取下肿块后病理报告是转移癌，又转到耳鼻咽部活检，排除鼻咽癌，待病人拿到最后诊断已是十几天后的事了，病人满腹怨言。

案例二：

一位头痛或咳嗽的病人，首诊时就很难确定挂哪个科。有呼吸内科、胸外科、还有耳鼻喉科；头痛一般能想到的是神经内科或神经科（脑外科），如果以上两科都未查出原因，不是神经痛，脑部无肿瘤，可能由上颌窦炎症引起，则要就诊耳鼻喉科，也可能由颞下颌关节病引起，则要就诊口腔颌面外科，也有可能最后去疼痛科，病人自然感到困惑不已，眼花缭乱，无所适从了。

2.结合自己的症状与体征选科室

某医院曾发生过这样一件事：某患者到内科看咳嗽，医生发觉他声音嘶哑，要他再到五官科去会诊，做进一步检查，而患者坚持说声音哑只是"感冒"。这个患者不懂得感冒可以引起许多并发症，包括急性喉炎、喉水肿。由于他对自己的病情主次不分，嫌再看五官科麻烦，没有听从内科医生的劝说，回家后发展为严重的呼吸困难，再次到医院时已呼吸停止。这位病人的主要症状是声音嘶哑，正确的做法是挂五官科的号，或是挂了内科后再到五官科会诊。喉头水肿严重时要插管，或气管切开。

有的人被殴伤后，已看过外科，却再次挂内科号，要求检查有没有内伤，民间所谓内伤是指肌肉挫伤或渗血，而医生讲的内伤是肝脾破裂，这属外科范畴，不属内伤，这就不必要重复挂号。

（1）以"症"找科

①昏迷、气急、中毒、休克、车祸、心脏病发作，不明原因的急性腹痛等危重病症，直接挂急诊。

②皮疹、皮肤异样挂皮肤科；皮下出血挂血液科。

③便血。鲜血，如大便成形挂外科；大便稀薄挂肠道门诊；大便暗红或黑便挂消化科。

④血尿。血尿鲜红色挂肾内科；排尿疼痛或绞痛挂泌尿外科。

⑤黄疸。挂消化内科，或普通外科的肝胆科，有肝炎史挂传染科。

⑥恶心、呕吐、胃口减退。挂消化内科。如月经逾期，有早产可能，挂产科。

⑦腹泻。急性腹泻挂肠道门诊；慢性腹泻挂消化内科。

⑧胆石症、急腹痛。挂普通外科。

⑨牙龈出血、颌面外伤及颌骨、颜面肿瘤。挂口腔科或口腔颌面外科。

⑩腰背痛。挂外科，也可挂疼痛科。

⑪骨、关节痛。属风湿性、类风湿性关节炎，挂风湿或内分泌科。

⑫其他骨、关节痛。挂外科。

⑬低热，多饮，消瘦。挂内科。

⑭咳嗽多痰，挂呼吸内科，长期咳嗽，看呼吸内科，或耳鼻喉科。要排除肺部疾病，再看看是否是慢性喉炎。

（2）以科对"症"

看看这个科是否适合自己的症状或可疑的疾病。例如，厌食症是否是消化科；便血是否是普外科等。

俗话说，人生一百，形形色色，病人患病更是如此。一样的病，不一样的症状，一样的症状不一样的病。咳嗽一般都会挂呼吸科，慢性咽炎有分泌物也会刺激咳嗽，也可以挂耳鼻喉科。所以，对自己的症状要学会细心观察分析，再询问医院分科情况。

医院越大，分科越细。一般大外科系统至少要分10个以上三级学科。口腔科在基层可能只有一两间治疗室，在大医院口腔科可能有半层楼，设有口腔内科（治牙补牙）、口腔颌面外科（拔牙，颌面部手术外伤）、口腔修复科（镶牙），口腔正畸科、口腔种植科、口腔黏膜等。大内科划分得更细。

挂科不恰当或挂错了科是难免的，医生遇到这类事时，应指导病人妥善解决。作为病人应尽可能做到不挂错号，以免给自己添麻烦，延误病情。看病中也常有这样的误区：选了一个"名气很大"的医院，却去了专业水平较低的科室就医，这叫进对了庙，拜错了菩萨。

3. 如何选择自己满意的医生

选医生不是一件容易的事。介绍几种选择方法。

（1）通过熟人介绍。很多人看病喜欢找熟人，认为这样可以获得更为准确一些的关于医生为人做事和技术水平的信息。介于熟人的面子，通常医生会更谨慎和认真一些，也使患者在看医生时安全感高一些、信任度高一些。如果医生就是自己的熟人会更好，他会更耐心地提供更真实的信息。

（2）通过医院的网页或宣传栏。各大医院基本上都有自己的网页。可以在看病前从网上查看这家医院的介绍，包括开诊时间、就医流程、医疗特色以及专家的专长等。初次到一家医院看病，可以在挂号前留意一下门诊大厅内的诊疗特色及专家介绍。各医院都开展人性化服务，病人可以从门诊墙壁悬挂的各种宣传展板、专家介绍栏了解到自己所看病专科的出诊专家情况。专家栏的内容涵盖了医生的姓名、毕业学校、职称、社会职务、专业特长、出诊时间等基本信息，可根据自己的实际情况予以选择。而民营医院网页打开就是对话，就是夸大的言辞。例如，最满意的、实力最强的、技术最先进的等夸夸其谈的内容。

（3）通过零距离接触。在收集到其他信息的基础上，在医生诊察、零距离接触时，病人自己可留心观察，判断对医生是否满意。

判断医生好坏的方法：

（1）服务态度好与坏。

病人在身心不佳时，如果遇上一位态度生硬、整天板着冷面孔的医生，无疑会使人不快，病没看好反而惹一肚子气。在大医院，好医生虽然不笑或少笑，但会耐心解释。他们从开诊到下班，唇干舌燥地向病人解释。即使少一点微笑，多一点解释病情，这应是态度好的医生。如果解释的内容仅是夸大病情，介绍或推荐接受某一项治疗方法或一种新药，那就要另选医生。

（2）年资高与低。

人们在看病时，通常愿意找那些年龄大些、年资高些的医生，认为这些人经验丰富，而对初出茅庐的年轻医生则缺乏必要的信任。所以在医院里老医生非常受欢迎。医学是一问经验科学，通常年资越高经验越丰富，医疗技术水平也就越高，这是一般性规律。然而不能就此在年资与医疗水平之间简单地划一个等号。医院也不乏年资虽高、医疗水平一般的医生，而年轻的医生也有技术高超者。

在选择医生时不能简单地、片面地认为看病一定得找老医生。应该说有15年以上医龄、一直在教学医院工作的青年医师，是医院的骨干和中坚力量，他们的年龄一般在38~45岁，技术上是值得信任的。

（3）经验多与少。医学是经验学科，一是要多看，二是要多做。例如，对某一个难度大的手术，在市县级医院一个最好医院的老医生一年只做三四次，而省里大医院的年轻医师可能一个月就可以做七八次。例

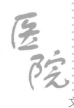
如做手术，县里医院可能做四个小时，省级医院可能只要 2h 就可完成手术。再例如在县城或基层医院认为是疑难病，也许在省城不是；也许在省城是疑难病，在北京、上海、长沙、武汉诸大医院也许不是。同样一种病，省城专家诊断可能只要十几分钟，甚至听完病史，摸摸体征就明白了。基层医院可能要多次会诊，还难有结论。所以，有时不能以看病时间多少论医生态度好坏，这叫少见多怪，多见不怪。医生的水平就体现在多见、多问、多做、会总结、多总结的水平上，所以不能以笑脸的多少去评价一个医生的好坏，不能以看病的快慢去评价一个医生的医疗质量好坏，医生治病的功夫在"病"外。一个医学博士说得好，为了弄懂某种病，他读了五年本科，三年硕士，三年博士。诊断某种病，也许只要花 5min。而有的医生对一些疾病也许见所未见。医生经验的积累需要知识，更需要实践。病人在选医院、选医生时要明白这个道理。

判断一个医生是否有经验，要看他任职在何级医院何科，医生要看得多、见得多、做得多、读得多，才算有经验。

以一个上海华山医院的一个病例说明。

一位 17 岁的女孩，每天畏寒、寒战、高热至 40℃，同时伴有较为剧烈的腹痛。入院后检查发现，该患者有大量腹水，腹水检查发现大量炎症细胞，外周血检查白细胞计数也升高。接诊医生想当然地认为"高热、腹痛、有渗出性腹水、血白细胞升高"，毫无疑问是腹膜炎了，于是给予积极的抗感染治疗，但使用抗生素治疗的效果并不理想。翁心华教授来查房时，仔细询问了患者病史，并进行了检查，然后果断地说："这个孩子不是腹膜炎，是腹型红斑狼疮，应马上改用激素治疗。"

接诊医生颇不服气，因为这位病人所有的红斑狼疮相关指标检测都是阴性的。然而，事实很快证实了翁教授的判断，改用激素后，女孩的体温很快降至正常，腹痛、腹水也奇迹般地消失了。3 个月后各项指标的复查结果，更进一步证实了翁心华教授关于红斑狼疮的诊断。

当接诊医生去请教翁心华教授时，他说："你有没有注意到患者球结膜充血非常厉害？有没有发现她手指指端有可疑的出血性皮疹？有没有想过，假如是腹膜炎，为什么 1 个月了中毒症状仍不明显？"翁心华教授说："一名好的医生要善于发现病人不为人注意的异常，然后用严谨的逻辑分析作出正确的判断。"

这就是医生的责任心加经验。

（4）职称和学位。临床医师的职称分为住院医师、主治医师、副主任医师、主任医师。另外，在一些教学医院里，还有一个职称序列即助教、讲师、副教授和教授。而学位则又是一回事，是根据其受教育程度和科研经历水平，分别授予学士、硕士和博士学位。这些都是医疗机构对于每一位医生的医疗技术水平及科研教学水平综合评价的一种方法，从一定意义上讲，可以反映出每位医生的医疗技术水平及教学水平。所以人们看病时愿意找主任医师、教授。

在某些情况下，职称、学位并不能完全代表其医疗技术水平的高低，也可能某副主任医生在某专业高于某主任医生。

（5）好医生的识别。第一时间零距离怎样识别好医生呢？一般说来，有一定的困难，手术水平的高低只有学术界才可评定。病人评定其手术好坏，实际是一个伪命题。但和医生短暂接触后至少可以感受到他的医德、他的诊疗思路、他对待患者的态度。

一个好医生给人第一印象应该是：

（1）言语温和。询问的第一句一般是："你哪里不舒服？""找我看什么病？""希望我帮助你解决什么问题？"或说："有哪些疑难需要我解答？"

（2）查体动作温柔。冬天会用自己的手温暖一下听诊器，触腹部会先搓搓手，不会贸然把寒冷带给病人；手法轻巧，节奏缓慢，边检查边安慰。

（3）开出第一张检查单时会告诉你注意事项，指明检查科室的方向，还会告知，出结果时间或他的联系方式。

（4）诊断初步明确，或需要再进一步检查会提出几种方案由病人选择。如手术治疗为上策，保守治疗也可以，但最终要手术，医生会建议病人和家属商量再决定。

（5）对于青年人或老年人，医生会提出方案或建议有家属或父母或子女陪同共同参与治疗。

（6）在需要药物治疗时，医生会介绍最便宜的药，也会告诉你昂贵

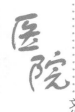

的药，指出他推荐低价药。如：初诊三叉神经痛，他会为你选择 0.7 元一片的卡马西平，他会为你选择两元钱一瓶（60 片）的维生素 E。

（7）当诊断不明确时，他会劝你不要乱吃药，也不开任何药物。建议你定期复查、随诊，约定复诊时间。他是专家，甚至叫你只挂普通号即可。

（8）当你说自己有炎症时，他经过检查否认，并会语言安慰，不给予药物治疗。

（9）当看病结束时，他会叮嘱你以预防为主，不要乱购药、乱服药。

（10）告诉自己门诊的时间，有病可以来咨询。

反之，不好第一句话会问带了多少钱（急诊、住院会除外）。第二句会说你这个病很难治，要吃很多药很久的药，要做打持久战的准备。第三句要求先检查，没待患者开口，一叠化验或检查单已经开好。第四句话取药。

再忙的医院、再忙的医生，对一些疾病的诊断与治疗都会有简短的解释。一点解释都没有的医生不是好医生；有好多好多的解释，最后，要你拿袋子装药的医生也不是好医生，那是药品推销员。遇见这两种医生，都要注意，如果是慢性病患者，可以换一个医生治疗。

在社区医院工作都是受过训练的全科医生或退休医生，他们的职称或学位偏低，能承担一般医防任务，胜过庸医、游医。江湖医生未受过任何正规训练，完全是骗钱甚至害命。好医生、好专家是面对一些疑难杂症的诊断、治疗，包括手术，在接诊或治疗时，对患者认真、耐心解释、查体仔细，为一个疑难病可以彻夜不眠翻阅资料，为一个治疗方案会精心设计，好专家不但可以为你治好病，还能为你省钱，获得最佳治疗效果。

（蒋泽先　吴重洋　康琼琴）

第四章

平诊安心准备好，急诊理智选择对

导语

平诊就是普通的诊治，诊治的大都是慢性病或病人发现身体有些异常；急诊属于紧急情况下所产生的诊治，例如涉及生命安全的外伤等，还有突然昏迷倒下、急腹症等。

平诊是从容不迫，可以平静地选择，所以平诊要会准备，有了准备就能正确的选择。急诊是心急如焚，要立马送进医院，急诊科是唯一的选择，例如急腹症。是阑尾炎、宫外孕，还是肠穿孔，鉴别诊断后。再转入有关科室，让有关医生诊治。

本章关键词：安心准备，理智选择。

第一节　平诊就医要准备什么？

（1）思想准备。去哪级医院哪家医院，找哪个医生，医院位置处在该市何处，是否要排队，就诊时间需要多少，是要花一个上午还是一天，要不要人陪同，如何进行交谈等等。情绪要力求镇定，不要过分紧张，不要胡思乱想，不要自己吓唬自己。

（2）请务必携带就诊人的社会保障卡或申领激活医保电子凭证，以免影响就诊报销。

（3）医疗资料准备。包括过去的病历，过去的重要检查报告，包括有关的 X 线片、CT 片或磁共振的片子。这是因为摄片能够摄录当时某些器官的形态和状况。例如，有否炎症或结核，有否肿瘤。如是肿瘤，肿瘤生长的确切部位、肿瘤大小等，这些都有可能从摄片中反映出来。如果是复诊复查，这些资料特别重要。如果是另一种病，如皮肤病也要告知过去病史，为医护人员诊断治疗时提供参考，对治疗措施的决定有益，还应将曾经检查过的化验单、心电图的图形报告带好，以备医生随时查看。人是一个整体，尤其是各次化验单，如肝功能、肾功能、血糖可供手术参考。

病历卡是记录病史的重要资料。它记载患者什么时间生过哪种病，当时的症状如何；求医后的诊断是什么，服用过哪些药，如何服用。病历卡会记录当时是否打针，是肌肉注射还是静脉注射等情况。病历卡还记录患者是否有过敏史，从而提醒医护人员选择治疗的适宜药物和针剂，避免出现过敏反应。另外，病历卡还记载了患者有否有传染病史，提示医护人员在本次治疗中采取相应的措施，以预防治疗的重复、冲突或药物对人体的损害。最后，病历卡还可记录患者是否住院治疗过，是否作过手术治疗，对本次发病可能有参考价值。

（4）行为准备。上午到医院看病，最好不吃早饭，这样做抽空腹血化验、空腹 B 超检查、钡餐检查和胃镜等检查时，能当即进行，不必再来一次。做各种检查时，应严格按要求做准备，以免影响检查效果，如去 B 超室检查子宫、前列腺，一定要憋足尿去接受检查，这样显像效果才好。如果是腹泻或泌尿系统有病，自觉大小便不正常时，可以先用干净的小盒子、小瓶子留些大小便带到医院检查，但时间不宜过长，否则会影响检验的结果。男性不育症者，可在家留取精液带上，但精液放置时间也不宜太久，因为在一般情况下精子存活时间仅为 2h 左右（在 4℃可存活 24h），死亡精子无法诊断不孕症。如系肛门、生殖系统疾病，最好在去医院前清洗局部。到口腔科看牙病时，不要忘了先在家里刷牙。

（5）不要酒后就诊，也不要就诊前大量吸烟。由于中等量饮酒（尤其是烈性酒）或大量吸烟可引起心率（脉搏）显著加快，血压波动，以及出现其他异常改变，容易产生某些"假象"，给确诊造成一定困难。因此，要求在就诊前 4~6h 内，不要饮酒或大量吸烟。

（6）就诊前要注意用药。有些药物可遮掩症状，除非病情紧急需用抢救药之外，一般在就诊前不宜用药，特别是镇痛药、解热药、降压药、镇静安眠药等。

（7）不要过度紧张。人体在高度紧张状态时会出现心率加快、血压增高，以及肌肉紧张等症状，会造成假象影响检查和医生的判断。

（8）不要浓妆就诊。就诊前切勿化妆，尤其是不能浓妆艳抹。这是因为化妆品掩盖了本来的肤色，对诊断贫血、黄疸、斑丘疹、血管痣等皮肤改变十分不利。

（9）不要当一个医生面指责另一个医生。病人本意是抬高给自己看病的医生，对过去的医生指责过多。但这次接诊的医生会认为你也会在另一个医生面前说他的不是。

（10）病情不真实影响诊断。就诊时，病人已经对自己的病作了自我诊断，抱着患有某种疾病的可能性的想法，有时还综合其他各种症状，自己臆造病情，同时也往往臆造与之吻合的症状，其臆造目的大都希望医生重视或给"好药"，这就容易干扰医生，甚至造成误诊。

以上是一些小常识。准备工作做得好，可以节约看病的时间，避免往返奔波。

第二节　急诊时应知如何选择医院、医生

俗话说："病急乱投医"。在省级三甲医院有急诊专科，只要是急诊均可以送往急诊科。急诊科医生会邀请专科医生会诊。在市县级各科有急诊医生当班，各自在自己科室。在急诊时，患者和家属最容易选错医院和科室。

出现下列情况应挂急诊号：

（1）各种中毒。食物中毒、药物中毒、农药中毒等。

（2）意外灾害。触电、电击、溺水、交通事故及各种创伤、工业外伤、土建塌方所致的挤压伤等。

（3）各种原因引起的高热。

（4）严重中暑、冻伤、烧伤。

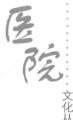

（5）面色苍白、冷汗淋漓、脉搏细弱、血压下降等有休克的情况。

（6）各种原因所致的神志不清，频繁抽搐。

（7）心脏病发作。严重心绞痛、急性心肌梗死、急性心力衰竭、严重的心律失常。

（8）大呕血、大咯血和大量便血等。

（9）严重的呼吸困难，呼吸道异物。

（10）不明原因的呕吐或上吐下泻。

凡是急性病（如高热、腹痛、反复多次腹泻）、慢性病急性发作（如胆囊炎剧痛、痔疮大出血）、急性外伤（如刀伤、枪伤、意外摔伤）、急性中毒等都属于医院急诊的范围。挂号时咨询工作人员对科对症挂号，以免耽误就诊时间。急诊患者及其家属要密切配合医护人员，做好抢救工作。手指、牙齿断裂的患者一定要保存并携带脱落的手指和牙齿，尽快到医院就诊，就医及时有可能把脱落的部分植回。

要体谅医护人员。急诊科是最繁忙的科室，医护人员会根据生命体症及病情轻重排队，危重在先，这时陪同人员要尽可能对其工作给予谅解。

由于生理和病理的原因，慢性疾病在某些因素的影响下，可以出现一些急诊指征，一旦发现应及时去医院急诊。

（1）糖尿病。当患者发生感染、手术 、心肌梗死、脑血管意外（中风）、暴饮暴食、中断或突减胰岛素等降糖药治疗时，均可诱发病情危重的酮症酸中毒，需要及时抢救，其指征是：①精神极差，软弱无力，神志恍惚或不清。②病情突然加重，多饮、多尿；原来食欲较好，突然食欲下降，并有轻度恶心、呕吐。③患者出现高热。

（2）高血压病。患者在情绪波动、酒后、饱餐、劳累、寒冷刺激等影响下，出现下列症状时，应视去医院急诊。①明显头晕，剧烈头痛。②鼻出血、视物模糊。③短暂意识不清。④一侧肢体麻木，活动障碍；语言失利。⑤恶心、呕吐等。

（3）冠心病。当患者出现下列症状时，应及时去医院急诊：①睡眠中突然呼吸困难。②不能平卧，坐起症状稍解。③喘息伴咳嗽。④吐泡沫样痰或粉红色泡沫样痰。⑤持续性胸前区绞痛、压榨感，伴呼吸困难、出冷汗、脉律不齐等。

（4）慢性肾炎。当患者出现下列症状之一时，应去医院急诊。①头痛剧烈，血压明显升高。②浮肿加重，尤其是全身浮肿明显，伴呼吸困难，多为心力衰竭。③高烧，呼吸急促；精神极差，神志朦胧或不清。④消化道症状加重、频繁恶心、呕吐、厌食、呃逆。⑤尿量显著减少，每日尿量 400ml 以下。⑥皮肤出现瘀斑、鼻出血、牙龈出血等。

（5）慢性支气管炎。患者出现下列症状时，应到急诊救治。

①高烧；精神极差，嗜睡。②咳嗽加剧，吐脓样痰；呼吸急促。③下肢浮肿等。

急诊病人请千万别看"慢诊"。假如有突然呕吐、头痛、抽搐、腹泻、呼吸困难、意识障碍或原有的慢性病突然加重，看病时一定要先到急诊。

原因有二：

一是急诊诊断迅速。急诊属于全科医学，医生具有很强的综合判断能力和迅速、敏捷的反应能力，在救治患者过程中，很少因判断有误顾此失彼，贻误抢救时机。

二是急诊抢救迅速。急诊被称为生命的绿色通道，这里除有训练有素的医生、护士外，还配备了相应的急救药品和设备，可以确保急救的各个环节准确、快捷、顺利。因此，看病时患者及家属首先应该有急诊意识，以避免悲剧的发生。

（蒋泽先　郑增旺　庄织逆）

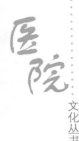

第五章
分科太细：清楚"首诊负责制"

导语

什么症状挂什么科的号，对部分初诊患者来说，是医院就诊遇到的第一个问题，简单也容易出错。现代医学各科室都有密切的联系，很多症状、疾病与多个科室都有交叉，而治疗的方向也是选择科室时需要考量的问题。但是即使挂错了号，也无需过于担心，大部分医院均施行了"首诊负责制"，第一个接诊的医生有责任将患者引导至最合适的科室，确保患者就诊顺畅。

第一节　挂自己要就诊的科室

现代医学学科多，就目前来讲，挂号大体可分为五类。

1. 第一类为普通门诊

普通门诊分普通内科、普通外科、骨科、神经内科、神经外科、心胸外科、泌尿科、妇产科、眼科、耳鼻喉科、理疗科、小儿科、中医科等等。初次来看病或常见病可看普通门诊，一般由住院医师接诊。

2. 第二类为专科病门诊

专科病门诊发展很快，大内科已分出了心血管内科、消化内科、呼吸内科、内分泌内科、血液内科、肾脏病内科、风湿病内科等。每一个专科就主要疾病又相应分出二级专科病门诊，例如心血管内科分出高血压门诊、冠心病门诊、高血脂门诊、起搏器门诊、心律失常门诊等；内分泌内科分出甲亢门诊、糖尿病门诊；消化内科分出胃病门诊、肝胆胰门诊等等。这些专科病门诊由专门研究诊治某种疾病的专家接诊，一般职称是副主任医师，基层医院大都是主治医生一级。医生相对固定，既有利于诊治疾病、科研，又避免了原有的患者抱怨看一次病换一个医生的现象。如果出现胃痛、反酸、呃逆时，可看胃病门诊；肝区痛或腹痛可看肝胆胰门诊；有心悸，脉有间歇的患者，可看心律失常门诊；咳嗽、咯痰、喘可看肺部疾病门诊；贫血、皮下出血、瘀斑、白细胞减少者可看血液病门诊；长期低热、感染可看炎症门诊；腰腿疼可看腰腿疼门诊。若想诊断清楚可看相应的专科病门诊，例如高血压、冠心病可看高血压门诊、冠心病门诊；系统性红斑狼疮、类风湿性关节炎等可看风湿病门诊，胆石症患者可看内科胆病门诊或外科肝胆门诊，肾结石可看泌尿科碎石门诊等；若实在不知道挂哪个专科门诊时，可先看普通门诊，经初步检查后再定。值得注意的是，看专科病门诊的时间一般都是固定的，所以挂号时须注意。

3.第三类为专家门诊

专家门诊均为副主任医师以上专家接诊。他们在医学某一领域中有独特专长，对疾病的诊断和治疗有丰富的经验。专家门诊的建立基本上解决了"看病难，尤其是找好大夫难"的问题。专家出门诊都有固定的时间，在挂号大厅中有各位专家的简介，包括姓名、照片、职称、职务、专长等，可根据自己的病情，挂相应专家门诊的号即可。由于专家出门诊时间固定，患者可以得到连续观察、不间断地治疗。如果患了疑难病症或长时间未确诊的病或久治效果不佳的病，均可看专家门诊；如果愿意找老大夫、好大夫看病，也可以挂专家门诊号。

4.第四类是传染病门诊

一般综合性医院都有肝炎门诊和肠道门诊。肝炎门诊主要看肝炎患者，肠道门诊在每年5月1日至10月31日开诊。如果在此期间进食不当，出现了腹泻、呕吐等症状，可直接去肠道门诊看病，那里有专门医生为患者检查、化验和治疗，并指导患者掌握预防和隔离等方法。

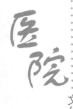

5. 第五类是急诊

急诊室，顾名思义是看急性病的地方。例如，突然剧烈腹痛或高热，或各种急性外伤、心脏病突然发作、脑血管病、哮喘急性发作等，均可去急诊室看病，千万不能耽误。急诊室一般都是昼夜接诊（全年候，一天 24h，一年 365 天，节假日不休）。看急诊时应先到分诊台，由护士分诊，他们会告诉患者看哪个科能使其能及时得到检查和治疗。

提醒：平诊就医一定要冷静。在信息渠道多如牛毛的今天，医疗信息如密集的灯光在病人面前闪亮，广告、药店、假医处处都在。面对电视、电台、报纸、网络的轮番宣传，每个病人都会眼花缭乱，难以选择。病人要保持一颗平常、平静的心态，学会冷静地分析，做如下的事。

（1）会上网的可以上网查询。

（2）不会上网的可以向病友征询。

（3）可以到大医院咨询询问。可以挂普通号，先问清患了何病再选医院、选专家。

第二节　识别名称相近的内科与外科

名称相近的内科与外科常让人不知所选，最常见的有神经内科和神经外科，也叫脑外科，呼吸内科和心胸外科，心血管内科和心胸外科，肾内科和泌尿外科，肝胆外科与消化内科。

1. 神经内科和神经外科

人类神经系统在进化中完善，由大脑、脊髓及周围神经组成。大脑可以接受并整合来自体内外的信息，调节控制人体各种功能，实现思维、记忆与学习等智力活动，并保证机体内各种器官系统各功能相互协调和统一。

当神经系统发生病变时，诊断和治疗的科室就是神经内科或外科。

（1）主要医疗范围。脑血管疾病，如脑梗死、脑出血（需要手术时，要到神经外科）、偏头痛、脑部炎症、癫痫、痴呆、脊髓炎、三叉神经痛、坐骨神经痛、周围神经病、帕金森病、脑肿瘤、颅脑外伤及与脑颅和神经相关的附属器官疾病，如颅骨、头皮脑膜、脑血管等。

（2）主要症状。头痛、神经痛、麻木，包括面部、四肢震颤、无力，还有与心理科交叉的神经衰弱、失眠等功能性疾病。

（3）主要检查方法。头颈部 MRI（核磁共振）、CT、ECT、PETCT、脑电图、TCD（经颅多普勒超声）肌电图，诱发电位及血流变学检查等。

（4）两者的区别。神经外科以手术治疗为主，神经内科以药物治疗为主。凡是需要手术治疗的一律看神经外科，凡通过药物保守治疗的应选择神经内科。

神经外科最常见的疾病是颅脑外伤，怀疑颅内出血，或高血压患者突然昏倒，在门诊经 CT 证实颅内出血，已诊断为脑肿瘤或疑为脑肿瘤的病人均应去神经外科，凡药物治疗的或尚未明确诊断可到神经内科。

不是一切手脚麻木都去看神经内科，如果是椎间盘突出或颈椎病所致的手脚麻木要根据病情轻重缓急可以到以下几个科室：疼痛科、理疗科、推拿科，若需手术治疗可到骨科（矫外科）。颜面部疼痛疾病也可以分流，三叉神经、舌咽神经痛可到口腔颌面外科或疼痛科。

如果病人有睡眠障碍可到神经内科，如果治疗鼾声可到呼吸内科或口腔颌面外科、耳鼻喉科，有些基层医院没有开展这类治疗的科室，病人可到上海第九人民医院颌面外科咨询。

2. 泌尿外科和肾内科

（1）主要医疗范围。泌尿外科的治疗范围包括各种尿结石和复杂性肾结石；肾脏和膀胱肿瘤；前列腺增生和前列腺炎；睾丸附睾的炎症和肿瘤；睾丸精索鞘膜积液；各种泌尿系统损伤；泌尿系先天性畸形如尿道下裂、隐睾、肾盂输尿管连接部狭窄所导致的肾脏疾病。

肾内科治疗范围是原发性肾小球疾病、狼疮性肾炎、慢性肾盂肾炎尿毒症，肾病综合征。

（2）主要症状。尿急、尿频、尿痛、腰痛。此时一定要查尿常规，发现有血尿，尿里有红细胞伴腰痛，甚至剧痛难忍，选择泌尿外科；以尿急尿频为主，尿时有烧灼感，选择肾内科。如是男性尿不净，看泌尿外科。

（3）主要检查方法。最普通是查尿常规，生化查肾功能。泌尿外科检查肾肿瘤，首选 CT，核磁共振，彩超（B 超）。

（4）两者的区别。泌尿外科以手术治疗为主，肾内科以药物治疗为

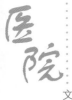

主。泌尿外科又衍生出男性学科、前列腺专科。尿毒症要通过肾移植进行治疗，又有了移植科或单纯的肾移植科。有的医院还有碎石科，治疗肾结石、尿道结石。

慢性肾脏病已成为继心脑血管病、肿瘤、糖尿病之后又一种威胁人类健康的重要疾病，成为全球性公共卫生问题。

国内数个区域性流行病学调查结果显示：我国普通人群慢性肾脏病（CKD）患病率为 10%~13%，推算我国慢性肾脏病患者超过 1 亿。预计我国尿毒症患者大概有 100 万 ~200 万。

慢性肾病的原因很多，常见原因如下：

（1）滥服损伤肾脏的药物。长期服用或大剂量服用去痛片、消炎痛、扑热息痛、阿司匹林等西药及中草药，均可引起肾损害。

（2）酒后喝浓茶。有的人认为酒后喝浓茶能解酒，其实非但不能解酒还会伤肾。茶叶中的茶碱可较快影响肾脏而发挥利尿作用，此时酒精尚未来得及再分解便从肾脏排出，使肾脏受到大量乙醇的刺激，从而损伤肾功能。

（3）过多喝高度酸性的饮料。人体通过自身调节保持酸碱平衡，软饮料和运动饮料普遍为高度酸性，饮用后体内酸碱度明显改变。肾脏是调节人体内酸碱度的主要器官，长期过度摄取软饮料及运动饮料，会给肾脏带来负担，增加肾脏损伤的概率。

（4）饮食过咸。饮食偏咸，尤其是有的食物零食盐分含量过高，会让人不知不觉吸收过量盐分，导致血压升高，肾脏血液不能维持正常流量，从而诱发肾病。

（5）饮水过少。如人长时间不喝水，尿量就会减少，尿液中携带的废物和毒素的浓度会升高。临床常见的肾结石、尿路感染等都和长时间不喝水密切相关。人充分喝水可稀释尿液，保护肾脏，有利于充分排出废物和毒素。

（6）经常憋尿。尿液在膀胱中太久很容易繁殖细菌，细菌会经输尿管逆行到肾，导致尿路感染。慢性肾盂肾炎也是引起肾衰竭的原因之一。

尿毒症早期均在肾内科，要做肾移植到泌尿外科或移植科。

3.肝胆外科与消化内科

（1）医疗范围。肝胆外科是从普通外科分出的一支分科，其医疗范围包括肝、胆、胰、脾、门肺高压及外科营养等方面疾病的防治研究。常见的疾病有肝硬化、肝癌、胆石症、胆囊炎、脾功能亢进、脾肿大、胰腺炎等。

消化内科是以研究食管、胃、小肠、大肠、肝、胆及胰腺等疾病为主要内容的科学。消化内科疾病种类繁多，消化病分为胃肠病、肝病、胰胆疾病、内镜和其他疾病五个部分。

一位著名画家因过度劳累胃出血猝然离世，医院出具的死亡原因是消化道出血。这不是普通的胃出血，是肝病引发的食管胃底静脉曲张破裂出血。病人可以表现为吐血、黑便，严重者可大口大口出血。这位画家患病后要选择的科室就是肝胆外科与消化内科。

（2）主要症状。腹痛、腹泻、厌食、嗳气、反酸、腹胀、夜夜胃返酸水，恶心想吐，便秘便溏，便血，甚至有腹水，出现黄疸，右上股反复疼痛。

（3）主要检查方法。大便常规，胃镜、肠镜等内镜和血生化。

（4）两者既有区别又密切合作，病人发生消化系统疾病，可先选择消化内科，一般选较大的综合医院，这两科协助密切，如需手术，根据病情会转入普外科的肝胆或胃肠专科。

4.心胸外科与心血管内科、呼吸科

（1）医疗范围。心胸外科通过手术治疗肺癌、创伤性气胸、食道癌、胸骨、肋骨骨折、脓胸，通过手术治疗各类先天性心脏病。

（2）心内科，即心血管内科，是内科为了诊疗心血管血管疾病而分出的一个分支。医疗范围的疾病包括心绞痛、高血压、猝死、心律失常、心力衰竭、早搏、心律不齐、心肌梗死、心肌病、心肌炎等各类心血管疾病。

在大医院心内科开展了冠状动脉搭桥，安装起搏器等新治疗方法。

（3）呼吸内科，医疗范围：主要是肺部，呼吸道疾病包括慢性阻塞性肺病，肺炎，肺癌等。慢性阻塞性肺疾病在各类致死病因中排列第6位。我国成人患病率为30%，致残人数达500万~1000万。这种病

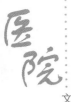

80%~90%与吸烟有关。

呼吸道长期受外界刺激，引起呼吸道不同部位发生病变。在支气管发生病变，称慢性支气管炎，如果合并有不可逆的气道阻塞，则称为阻塞性肺疾病。

（2）三个科的异同

肺癌保守治疗，可以在呼吸科或肿瘤科，手术治疗，则在心胸外科。先天性心脏需要手术在心胸外科，其他心血管疾病均在心内科。食管癌（食道癌）手术治疗在心胸外科。

人是一个整体，疾病有时看病不局限在某一个科，高血压常们有脑梗，或颅内出血，要转入神经内科或神经外科。一般人过中年，都会患两三种病，例如：高血压、糖尿病、胃病，这时就要看以哪种病为主，或三种病同时治疗，要协调好三个科室的医生与药物。

（3）主要症状：呼吸内科，大多数呼吸系统疾病都有咳嗽、咯痰、咯血、胸痛、哮鸣、发热、气急等表现，心血管内科：大多数心血管患者都有心慌、心悸、头痛，自测过血压，血压偏高，心电图异常。

心胸外科，大都是呼吸科或心内科明确诊断后，转入或胸部、肺部外伤，急入院。

（4）主要检查方法：胸片、CT、核磁共振，心电图，动态心电图，SPECT。

（5）三者的区别，心胸外科，系用外科手术治疗疾病。呼吸内科，除药物治疗外，都已开展用电子支气管镜，进行检查诊断和治疗疾病。心血管内科，除药物治疗外，开展了起搏器植入治疗，外周血管介入治疗等先进方法。在大医院心内科开展了先天性心脏病的封堵术（房间缺损，室间隔缺损，主动脉导管未闭等）。

5.妇产科，生殖科与男性科

妇产科是临床医学四大主要学科之一，即内、外、妇、儿四大学科，主要研究女性生殖器官疾病的病因、病理、诊断及防治，妊娠、分娩的生理和病理变化，高危妊娠及难产的预防和诊治，女性生殖内分泌，计划生育及妇女保健等。

由于科学的发展，社会的需要，妇产科又分为妇科、产科、计划生育科、生殖科等单独科室。

妇科是妇产科的一个分支专业，是以诊疗女性妇科病为诊疗的专业科室，妇科疾病包括：女性生殖系统的疾病即为妇科疾病，包括外阴疾病、阴道疾病、子宫疾病、输卵管疾病、卵巢疾病等。

产科不言而喻，生孩子，孕妇之家。

计划生育除指导计划生育外还包括人工流产等，现代男性女性不孕不育的程度正大幅上升。男女不孕不育的原因在增多，糖尿病病因素，个人心理因素；环境和工业毒物因素，均可以影响男女双方的生殖系统，尤其是严重损害生精细胞，导致精子数量和质量下降；一般来说，婚后一年没有怀孕就应当引起注意。

科学的发展与社会需要，生殖科就诞生了。以前属男性不育者选择泌尿科，现分出为男性科，其医疗范围包括男性性功能，男性生殖能力，精力数量与质量以及凡属女性不孕者选产科，一般为月经不调，输卵管炎症堵塞。生殖科可以担负起体外受精，试管婴儿的任务。要解决不育不孕的问题可以选择生殖科，如果是男方问题，可再选择男性科。

（蒋泽先　庄织逆）

第三节　选科与挂号

即使在有导诊的前提下，到大医院看病选择科室，每天总有 10%~20% 挂错号。在无人指导下，病人自己询问，曾达到 30% 错挂号。原因在分科过细，病人不清，或病人叙述本次就诊目的不明确，指导者也误解，错挂后经医生问诊明白后转科。

1. 挂号

挂号是看病前要做的第一件事。

预约挂号是各医院近年来大力推广的一项便民就医服务，提前预约挂号可极大地缩短门诊就医时间。大部分医院的门诊号源均会开放预约，目前各个医院都开放了公众号、预约热线等预约号源的方式。为防止人员扎堆，错峰就诊，预约挂号都实施分时段预约，同时开设各专科特色专病门诊，就医群众可结合患者健康情况以及医生坐诊时间，有计划、有选择的安排来院就诊时间。就医群众选择预约就诊，能够大大提高就

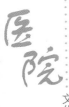

医效率。

目前预约挂号的方式包含多种渠道、覆盖不同人群，预约的时间范围根据医院的不同有所差异。

预约挂号几种方式：

（1）网站预约

如各地卫生健康委官网链接、各大医院官网、第三方社会服务平台等，适合习惯电脑操作的患者使用。

（2）电话预约

适合不方便使用手机、电脑的患者，如老年群体等。

（3）院内各种预约挂号方式

适合已经到院或已就诊的患者，如自助机预约、诊间预约等。自助挂号机预约即在医院布置的各类自助终端机上进行预约操作，一般机器上都会有操作引导或安排人工指导；诊间预约顾名思义，是由接诊医生在诊室内预约，医生已经了解病情能够安排合适的复诊时间；出院预约与诊间预约相似，是由责任医生在患者出院时预约门诊复诊时间。

预约成功后能够确保挂到患者所需要的号源号，按照院的时间预留号源，减少在院候诊的时间；如遇专家因故停诊，也会提前通过短信或电话告知患者。

2.话说实名制就诊

（1）为什么实名制就诊？

根据国务院《"健康中国2030"规划纲要》等相关文件要求，为保护患者权益，保障患者就诊信息的准确性、连续性和完整性，进一步提高医疗诊断的准确性，帮助患者建立完整的个人健康档案信息，各大医院已实行实名制就诊制度，所以就诊时，请务必携带患者身份证或其他有效证件。

（2）实名制就诊有什么好处？

实名制就诊能在一定程度上遏止"倒号"行为，患者挂号及就医得以有序进行。实行统一规格的实名就诊制度不但有利于及时掌握和控制传染病疫情，对其他普通疾病的病种、发病率、患者情况等数据也能方便和清晰地掌握。同时，用同一张卡缴费，还可掌握患者看病的费用情况，对于政府制定医保等政策有指导意义。

（3）不实名制就诊会带来什么影响？

在医疗纠纷不断增多的情况下，实名制就医可为患者保护其合法权益提供有效保障。在实际生活中，个别患者因种种原因（例如一些涉及个人隐私的疾病或者使用他人的医疗保险卡就医），在就医时并未用自己的真实姓名。在此种情况下，一旦发生医疗纠纷，患者欲通过司法途径解决纠纷便会遇到障碍，因为患者需要证明其与该医疗机构之间存在医疗服务合同关系。如果就诊资料上的姓名与患者真实身份不符，则患者的诉讼主体资格将会受到质疑，从而影响到其实体权利的实现。

此外，冒用他人身份信息或使用其他虚假信息进行就诊，由此产生的一切不良后果及法律责任，将由患者及家属自行承担。

（4）如何进行实名制就诊？

实名制就诊就是患者就诊时必须使用患者真实身份信息。以南昌大学第一附属医院为例，需要患者提供如身份证、社会保障卡、户口本、护照或其他有效证件，同时提供有效联系方式、居住地址等信息进行就诊。复诊患者仅需提供身份号码或就诊卡号即可就诊。

（郑增旺 汪涵）

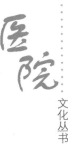

第六章
语言表达：有利沟通加深理解

导语

包括良好的心态沟通；良好的语言表达沟通；科学的医学知识与医生沟通，有了有效沟通，就可以找到一些共识，找到解决办法。

每个病人都想把自己的病情说清楚让医生了解、同情。有的病人在看病的头天晚上都准备好了向医生表达的内容，甚至一条一条写在纸上，担心自己说不清楚，贻误了诊断和治疗。怎样向医生说出第一句话呢？

门诊和住院的病人叙说是不一样的，住院病人与医生接触时间长，可以细说；门诊病人和医生接触时间短，要言简意赅。如何说？说什么？这是有学问的。

本章的关键词是：回顾以往，纠正误区。

问题是，门诊病人向医生叙述第一句话的常见走题。

所以患者的语言表达：有利医患沟通，加深医患理解。

第一节　如何与医生进行有效沟通

在大医院门诊医生接诊的病人都比较多，为了让医生能集中精力看好病，病人说病时应就病论病，不要言及与疾病本身没多大关系的题外话。叙述病情的开场白的八个常见误区。

（1）第一种开场白是自己给自己诊断，例如"我看感冒"，这种叙述不清楚。因为感冒有发热、头痛、咳嗽、流涕、喉痛等不同症状，医生在选择药物时要根据症状而对症治疗。病人不说清症状，医生难以开出合理的处方。

如有的病人主诉"感冒一个月了"，这显然是不正常，不对。因为感冒是病，不是症状，何况感冒不可能长达一个月；有的病人往往把一个月中发生过的几次感冒"连"在一起了；有的人患了感冒又并发鼻炎、副鼻窦炎，还是当作"感冒未痊愈"，而应告知咽痛、鼻塞或咳嗽等症状。

病人常会说，"患糖尿病两年了"，"患心脏病三年了"，而应该说糖尿病症状，多食，多饮，多尿，"心慌、胸发闷"。

又如有的病人自己诊断"我看老胃病"，这是把疾病当作了症状。实际上，"老胃病"可能是得了慢性胃炎、溃疡病、胃癌、胆石症或胆囊炎等不同的疾病。"我颌下淋巴结发炎五天"淋巴结发炎是诊断用语颌下有很多肿块病人怎么知道是淋巴结炎，有颌下腺，有各种肿瘤，有转移癌，这就局限里医生的诊断。在第一章就医前心理已有叙述，这儿再强调一次，请给自己先下诊断的病人下决心改正。

（2）第二种开场白是"诉说症状，模糊时间"。"我看咳嗽"。医生问，咳了多少日子？含糊地答"许多日子""谁记得清"？这就不利于医生诊断。因为咳嗽时间短，医生常考虑患感冒；咳嗽日子长了，医生则要考虑患支气管炎、肺结核或肺癌。咳嗽叙述还要告知有无伴发热，有无多痰，是清痰还是浓痰，有无咽痒，有无胸痛，有无长期或短期咳嗽病史等。

（3）第三种开场白"痛说革命家史"，从人之初说起，小时候腹泻，乱吃零食都一一道来，没有轻重，没有主次。还自认为是认真，是懂行，是在说"行话"。

（4）第四种开场白叙述无关紧要的话，如我下岗了，我是农民，我无钱吃药，我家住很远，我受过庸医假医的骗。这种人多见于工人、农民。

（5）第五种先表达自己没见过这种病，故意夸大症状离奇，然后问一句：医生，你见过这个病吗？抱着不信任的态度等待医生回答。例如一种最普通常见的，复发生口疮，在一个病人口里变得神乎其神了。医生，你说奇不奇，我得一个怪病，满嘴溃烂，烂了七八天，左边烂了，右边又来了，我用盐水漱口不行，我吃了几副草药也不行，我还吃了清火的皮蛋，还不行，突然，我吃了一块冰，好了，火气消了。过几天，火气来了，又发了。你见过这种病吗？你治过吗？这种叙述很难和医生交流沟通。其实，这种病不是任何药吃好的，他的病程只有七到十天，可自愈。

（6）常把偶然现象或臆想的病因与症状联系在一起。例如，我发病的那天上午吃了一块生萝卜，以后一直胃痛，大家都说萝卜通气，我怎么就吃坏了胃。

还有一种自限病，七八天会好，正好在第七八天食吃了某种食物，自认为就是那种食物治好了自己的病。

（7）用中医的观点给自己的病先下结论，医生，这两天我上火了，咽喉痛。医生我这儿长了两个瘰痢，要不要贴块膏药。瘰痢是淋巴结的统称，后中医特指淋巴结核。这是要经细菌培养或细胞学才能得出诊断的病。不能靠手一摸就确诊定论。医生，我皮肤上老起疱，是不是身上火气太大，还是肚子里有毒，要不要排毒？

（8）症状病史只说一半，一半给医生猜，以考考这个医生是否高明，作为自己下次复诊的选择。医生说对了，自认为高明不说，会说你与自己想象有差别，认为不高明。

门诊病人向医生叙述的第一句就应该进入正题。以头痛患者为例，第一句应是，医生，我头痛三天，伴有恶心。

医生会问，是持续性，还是间断性，是剧痛还是可忍受的痛，是刀割样还是钝痛，是一侧还是两侧疼痛。每次疼痛多长时间，昼夜有无区别。疼痛有无诱发因素还伴有什么其他症状。这种提问包括疼痛时间，程度，性质，诱发因素。

腹痛，医生也会类似这样问。

"开场白"讲得不够正确，易误时误诊误治疗，还让医生摸不着头脑、心烦。究其原因很多：有的病人不懂应怎样叙述病史；不少病人以为"自己得病自己知"，过多叙述患病的痛苦心理和过程；还有不少慢性病病人自以为"久病成良医",根本不愿说病情,只是要求配药。不反映疾病的真实情况。

据统计,单单依靠病人叙述的病史,医生就能对60%的病人作出较为正确的诊断。

每个人都能说好第一句话,请注意以下的五点:

(1)开门见山说出是最难受,最痛苦的症状。

(2)在就医叙述病情时,应该按医生的问话认真针对性的一一回答而不要离题万里,由远及近,要直接进入主题。

(3)除了"开场白"外,还应说清楚症状的发展和变化,有没有其他伴随症状,是"新病"还是"老病"复发,已用过什么药,效果如何,以及食欲和大小便状况。如果患者还有其他慢性病,尤其是肝、肾等疾病,或对某种药物有过敏,都应该告诉医生。

(4)如果有涉及隐私的问题,也应该告诉医生,要相信医生会保密。

(5)如果实在说不清楚就说这次来就医的目的。

第二节　医生需要获得的资料

需要知道这次来看病的原因或目的:包括病人感受的最主要的痛苦或是明显的症状,体征,也就本次就诊,找医生看病最主要的原因或目的,及这个原因发病与持续的时间。这叫主诉。是医生必须知道和必须记录的。下面是几个病人的表达,比较准确。

(1)我肚子(腹部)痛了三天,一痛就想拉肚子(腹泻),用了两天药,还没好。

询问后,医生整理成文字如下:主诉:腹痛伴腹泻三天。现病史:三天前腹痛,腹痛始即腹泻,水样便,自服"止泻"未奏效。

(2)我左下大牙痛了四天,一直在服消炎药。夜间特别痛,站起来走走,含上冷水牙就好多了,躺下又痛,服了止痛片与甲哨唑,没有起作用。

询问后,医生整理成文字如下:主诉:左下大牙疼痛四天,夜间更甚。现病史:四天前开始牙痛,搏动性,夜间躺下更甚,立姿,食冷水能缓解,"消炎药"类药物未奏效。

（3）我发现颌下有肿块一个月了，自己服了点消炎药，没有小，没有消，不痛。请医生看看。

询问后，医生整理成文字如下：主诉：发现右颌下肿块30天，无痛。现病史：30天前发现右颌下有拇指大肿块，无压痛，无日发痛，自服"阿莫西林"，肿块大小未变，遂就医。

（4）最近几天没劲，上楼喘气，过去脸色红润润的，最近同事都说我脸色苍白。想查查得了什么病？（略）

（5）右手麻木半个月了，不痛，不影响工作，也就没有上医院，这些天越来越严重，想检查一下。

医生还需要知道这次疾病发生发展演变和治疗经过：

即症状或体征起始的时间，也就是该病发生发展演变和治疗的经过，需要知道这次不舒服的发生及进程。也许想说的很多，但是，在门诊向接诊医生叙述要简单，一些病痛医生一眼就可以诊断，是常见病、多发病或是慢性病。若难以诊断则收住院。一般来说，需要住院患病人的是要手术的，要抢救的，门诊一时无法诊断的，要住院观察的，通过治疗达到进一步观察的等疑难杂症。医生会详细询问病史，认真记录。

这时讲述病时要求讲述起病时情况，患病时间。每种病每个人都有自己的特点，遵循的叙述原则是不要离题万里，要讲清以下几个问题：

（1）起病急与缓。如脑栓塞（俗称中风），心绞痛（胸口闷痛），可以按小时计算，有的起病缓，可以用天，甚至用月、年。

（2）起病时主要症状，包括发病部位，性质，持续时间，程度，是否会缓解或加剧，或缓解、加剧的原因。如胃痛、饮温热粥可以缓解，饮凉食可以加剧。

（3）尽可能了解本次发病的因素或诱发因素，如食物中毒腹泻，是因为吃了不干净的食物，或气候变化，心理变化。病人有时忘了主因会臆想到某种诱因或致病因素。除了急性患病，外伤，中毒外，一般的疾病都会有一个过程。例如病人发现腮腺区有一个肿块，问到病史时，说我前天才发现。这本可以，说明这个肿块，以前没有被发现。又补充一句，大前天我吃了一条鲤鱼，可能是鲤鱼"发"起的。这句话好似在提醒医生，其实与主题无关。

（4）最好能讲述病情的演变，既原来肿块很小，三个月后变大了，服了抗炎药无效，现在有疼了，变硬了。这对医生诊断疾病很有用，医生可以通过细胞学，影像学检查来证实自己的诊断，作出治疗的方案。

（5）分清主要症状和伴随症状。一个疾病不可能只有一个症状，例如发热，头痛，咽痛，颌下肿痛，病人要分清主次进行叙述。

（6）有无治疗过，用过什么药，疗效如何。

（7）过去患过什么病，如肝炎，糖尿病，高血压，这些病有无治疗过，疗效如何？

（8）有无药物、食物过敏史。

这些信息有利于对这次病的诊断与治疗。

第三节　如何向医生陈述病情

1.陈述病情的注意事项

（1）最好由病人本人直接陈述

除非无表述能力的婴儿或其他非正常情况，一般应由病人自己向医生陈述病情，因为只有自己才能将疾病的发生及感觉情况真切地表达出来。如果病人本人不能陈述，应由最了解情况的人代述，但应简明扼要地讲清所了解的情况，不要凭主观想象添油加醋，还要避免多人七嘴八舌在一旁插言，使医生无所适从。

（2）讲清疾病的基本情况

在陈述病情时要准确、全面地讲清与疾病相关的问题，包括疾病发生的时间、是原发还是继发、有哪些不适感、已做过哪些检查或采取了何种治疗且效果如何，有时还有必要讲明犯病阶段的一些相关因素，如饮食、行为、情绪等。讲基础情况时，多讲自己的不适，拣最主要的陈述，而不要事先自己给自己下诊断，如有上腹不适，要陈述疼的性质，疼时每次疼痛持续时间、与饮食是否有关，与口服药是否有关，而不要讲，就是患了胆囊炎、胆结石，我的胆好痛；要多讲客观症状，少讲主观臆断。

（3）如实陈述病情

①不要夸大病情。有些人误认为夸大病情，把症状感觉讲得严重一

些，医生才会重视，才会开好药。殊不知这样会对医生产生误导，不利于正确诊断。

②不要隐瞒病情。有时医生会问一些令病人尴尬但却与疾病密切相关的问题，病人不要怕难为情而不如实作答，这样将会贻误治疗，例如女青年腹痛，医生可能要问及性生活史，因为腹痛可能是由宫外孕引起的，如果尚未结婚的患者，碍于面子，不好意思承认，就有可能造成误诊。

③要据实说明治疗效果。有的病人经治疗后病情有了好转，但为了引起医生的重视，或出于其他目的，却不承认有疗效；还有些病人则恰好相反，他们经多次治疗后病情仍无好转，碍于情面，怕引起医生的反感，违心地说疗效不错。这些对正确诊断和疗效巩固都十分不利。

（4）提供与疾病有关的资料

病人最好建立一份自己的健康档案，自己的病案资料。例如病历、检验报告单、影像图片、诊断证明书等要妥善保存，并整理建档，就诊时一并提供给医生参考，这对某些特定疾病患者尤为重要。在向医生说明病情时要讲清既往病史及有无家族遗传病，必要时还需向医生提供习惯嗜好、饮食结构、工作或生活环境等方面的情况。女性病人还有可能被问及月经、孕产等情况，凡医生所要了解的，病人要如实说明。

（5）不要隐藏事实，包括羞于启齿的疾病，自己服用或滥用的药物包括酒精，以及吸烟习惯。告诉医生晚上难以入睡或腰背疼痛，或婚姻处在破裂之边缘，许多的身体疾患是由情绪背景所引起的。

（6）学会检验对医生的话的理解程度，可以用自己的话对医生复述一遍，关于自己的病症实质及治疗方法。

（7）如果开了处方，请教医生用药时可能会有什么副作用。许多病人取了药，吃了几次就固执地认为治病比生病更难受，不告诉医生就停药或改变剂量，当觉得用药后有副作用时，应立即告诉医生，医生会修改用药剂量，或重新开一些副作用较小的药物。

（8）医生的水平参差不齐，也不能一味地相信某个医生或医院，有时也要懂得寻求"第二位医生的意见"。例如，当看病已有一段时间，病情却没有改善，而医生又没有其他的治疗办法时，可考虑寻求"第二位医生的意见"；当患有重大疾病须进行重大手术，或费用昂贵的手术时，可考虑寻求"第二位医生的意见"。

第二位医生的专业程度应不低于第一位医生。如果两位医生意见不一，也是以专业程度不低于第二位医生的标准来寻求第三位、第四位医生的看法。

在下述情况下要转看其它医生或专科医生，听听第二种意见：

①如果医生三次诊治仍未作出确切诊断而病情持续发展时，医生已没有其它方法时；

②若医生认为病人患有严重的慢性或潜在性致命疾病，例如糖尿病或癌症时；

③若医生诊断为罕见病时；

④如果医生说疾病为病人情绪所致时；

⑤若医生建议做大手术，手术费昂贵该科或该院手术经验不多时。

（蒋泽先）

2. 该给医生讲述些什么

（1）具体症状及与症状相关的小症状

即本次就医的目的、引起自己不适的现象、要解决的问题。如一个简单的牙痛，不能只诉牙痛，可以细说是哪个时间段痛，是白天，还是夜间，是躺下，还是站立，是进食咀嚼，还是无缘无故。每次痛的时间也很重要，是持续还是短暂，疼痛与痛疼之间有无其他症状。如果只是夜间痛，卧下更痛，那可以诊断为牙髓炎。治疗方法是开髓引流，如果是受外界刺激痛，每次只痛数秒或数分钟，在痛与痛之间无症状，那可能是三叉神经痛。头痛，上腹痛的叙说也是如此，时间段、疼痛性质、有无反射痛、与食物关联等等。

（2）过敏史及特异性体质

如果对某些药品或物质曾经发生过敏现象或是异常反应，要告诉医生。如果无法记清楚，应该写下来备用，同时最好能写在病历首页上提醒医生注意。药品引起过敏反应，轻微的会发痒，严重者可以造成过敏性休克甚至死亡。家人之间也应牢记过敏史，防患于未然。

特异性体质的人，对某些药物也可以产生异常反应，特异性体质者常是生理上存在遗传缺陷，例如 6 —磷酸葡萄糖脱氢酶（G6PD）使用具有氧化作用的药物时，就会引起急性溶血性贫血，如果不及时停药，严重者可致死。

（3）是否患有其他疾病

肝脏与肾脏是人体两个重要的代谢器官，一些药品对人体肝肾功能影响较大，对肝肾功能不全的人，可能会加重不良反应甚至酿成药物损害。把有肝肾不良的情况告诉医生，医生就会根据情况，调整药量或服药间隔期，甚至更换药品。又如，糖尿病患者在用药时绝对避免含糖分高的药物，大剂量输液时不用高浓度的葡萄糖注射液等。

（4）怀孕和哺乳情况

女性是否怀孕，或打算怀孕，或是正处在哺乳期，这都要向医生讲明。临床上有不少药物属于慎用。从 1982 年起，美国要求所有上市的药品出示怀孕用药安全研究报告，根据孕妇用药的安全性分为五级——A、B、C、D、X，安全性依次递减，即 A 级最安全，X 级为怀孕禁用。有些药品会渗入乳汁，哺乳期应该尽量避免用此类药。如果确有必要，可以设法错开吃药与药品到达奶汁的时间。这要咨询医生。

（5）服用过的其他药品情况

①服用的药

在医生开出处方前，告诉医生目前两周内用药的情况，必要时可带来出示给医生看。目前市场上，同药不同名的情况仍比较普遍，所使用的两种"不同的药"，极有可能是同一种成分的药物。这种不知情的重复用药是很危险的，可能会造成药物中毒反应，为避免发生药品之间的相互影响，

②现在正服用的药物

如果病人看过好几个专家，假设他们互相已经交换过意见（事实上多半没有），病历总是被分成几部分，一家医院的病历往往与另一家的不一样。医生可能没有时间认真看，为安全起见，还是应该告诉医生其他医生开过什么药，可列出一个清单或带上装药的盒子。

③是否服用过非处方药物和补品

病人经常会忘记告诉医生他们正在服用的非处方药，或者有意隐瞒

服用的中草药。因为他们认为大多数医生不赞成患者服中成药，或对中成药一无所知，但是非处方药可能会与处方药相互作用给病人造成危险。

④应该吃但是没吃的药

有时是由于害怕副作用，没吃某种药。如果和医生讲出这种情况，医生可以为病人更改处方。自己不说，医生是不会知道的。

（6）特殊性职业

医生的处方一般是针对普通患者的，而有些人的工作较为特殊，医生有必要根据其职业的特殊性，更换用药方案。例如，司机、高空施工人员、精密手工操作人员及一些在工作中不宜打瞌睡的患者，均不能使用含嗜睡成分的药物。又如职业运动员要谨慎使用治疗感冒的药物，避免误用违禁成分的药物。如果应酬较多，天天在酒桌上度日，医生会酌情换掉某些与酒精有强烈作用的药品等。

（7）是否有功能减退表现，有些事情曾是自己力所能及的，现在却力不从心的

由于不愿意承认，或早已习惯，或是因为其他某些原因，人们常常会接受某种程度的功能减退，尤其是那些缓慢形成的疾患，化验或体格检查不能发现这些，如果不告诉医生，便很有可能会错过治疗的机会。

（8）突然出现担忧，害怕，焦虑

细心的医生可能会通过对患者的情况进行客观分析来打消疑虑，使患者平静下来，特别在诊断有严重的疾病后，许多人便一蹶不振，即使没经过诊断，一些人仍然对疾病充满恐惧。尽管医生不是心理医师，一些德行高尚的医生也会这样做。

（9）是否有抽烟或酗酒史。

大多数吸烟者知道是不应该这样做的，有时会羞于告诉医生吸烟的事实。如果医生问起是否有吸烟的习惯，不要说谎，如果医生没有问，也应该自己主动跟医生讲，酗酒者也同样。

（10）是否有排尿便不能自制的情况

大小便偶尔失禁，病人总是试着适应。有人羞于开口或者认为这是老人才会发生的情况。可以不对外人说起，至少应该告诉医生。

（11）是否有性功能障碍，包括性冷淡，性功能亢进或早泄等。

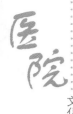

（12）家庭成员健康及患病状况

家族史可以更有效地帮助医生做出各种判断，可以帮助病人判断需不需要做某种检验。病人不需要一次谈这么多，根据医生提问和自己病情拣主要的说。

（蒋李懿　吴重洋）

第四节　生殖系统与不孕不育症就诊沟通技巧

1.与医生交流的技巧

可以先用纸笔在家把要介绍的情况记全面，以免介绍时心情紧张有遗漏。

（1）症状情况

①排尿不适：出现尿频、尿道灼痛，晨起可见尿道口有黏液、粘丝及脓液分泌，尿液混浊或小便后流白。严重时可出现终末血尿及排尿困难等。

②局部症状：后尿道、会阴和肛门部不适、重压或饱胀感、下蹲或大便时为甚等。

③放射痛：前列腺或精囊有丰富的交感神经支配，炎症发生时腺体内部张力增大，可刺激交感神经引起转移性腰痛，疼痛可放射到阴茎、睾丸、阴囊、腹股沟、会阴、小腹、大腿、臀部、直肠等处。

④性功能紊乱：主要表现为性欲减退、早泄、阳强，青年未婚者多表现遗精、神经衰弱、精神抑郁。

⑤其他：慢性细菌性前列腺炎可引起过敏反应，例如虹膜炎、关节炎及神经炎等。还可引起并发神经官能症，表现为乏力、眼花、头晕、失眠忧郁、烦躁易怒等。

（2）病因情况

①有无不洁性交史。

②有无包皮长和痔疮。

③有无尿路感染史。

④有无手淫、喜食辛辣食物、烟酒等不良习惯。

⑤工作环境情况。

（3）以前治疗情况

①有没有药物或食物过敏。

②家族有没有遗传病。

③以前都得过什么病。着重介绍心、脑、肝、肾和结核情况。

④以前都用过什么药物和治疗方法，疗效怎么样。

（4）检查情况

检查时注意：前列腺液检查时前 72h 不能排精。直肠指诊时感觉是否有压痛，前列腺液溢出多少；问清楚前列腺的情况如大小，中央沟情况，表面是否光滑，是否有质硬或波动感等；问清楚中医脉诊和舌诊情况，方便以后到别处就医时用。

（5）向医生询问了解病情

主要了解以下几方面：

①从症状看我是什么病？还需要做那些检查？

②我的病最有可能的病因。

③我的病严重吗？

④我的病应该怎样治疗？贵院的治疗方法和优缺点有哪些？

⑤如果医生回答太专业听不懂，或身体的部位名称不知道，一定要及时询问。

2. 不孕不育症的就医技巧

在诊治不孕不育的过程中，希望尽快怀孕是目的。如何实现这个愿望，要注意以下几个方面。

（1）选择好专家。如果是一般的疾病当然可以到一般的医院看看，这种情况首选是好专家。如今，选择好的专家也有一定的困难，因为每家广告都说自己是专家。一般情况下，好专家大多分布在知名医院、知名医疗机构，也分布在一些小型专科医院。这些专家往往研究不孕不育的时间相对长，技术比较全面，效果也较理想。

（2）选择好专家要注意选择技术精湛，设备先进的。专家的研究方向不一样，如果是看不孕不育，那就需要选择在这一学科技术领先者。有的专家尽管不是在大型医院供职，但只要在理论方面研究至深，具有一定的造诣，而且在实践上技术全面，同样具有很大的潜力，不一定比

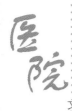

大医院的大夫差，有不少的具有实践经验、有理论水准的基层高级医生比大医院的大夫还要好一些。

（3）选择专家要注意防止"冒牌货"。正规的医院，往往持胸卡上岗，但有一些医院，特别是一些私立医院，有时打着专家的牌子，但不一定真的是专家，有些专家是内部为了招揽患者自己聘任的。在一般情况下，这样的专家往往学历、资历远不如国家行政部门审批的真正专家。如果对不孕不育症有一定的了解，不妨设置一些难题，考问考问即可判定专家的真实水平。如果对专家还有疑问，可以直接询问专家的经历，真正的专家往往乐意回答，反之特别反感。

3. 男性 ED 病人与医生交流的技巧

对于有些疾病如 ED（性功能障碍），许多不知如何开口，从而害怕去医院就诊。介绍几点与医生交流的小技巧。

（1）有备而来。在去医院之前最好把要说的话列几点写在纸上，这样就能够简单明了的说明病情，以避免由于紧张造成叙述不清。

（2）打开话题。对有些疾病如勃起功能障碍，当不知如何向医生提及时，可以这样说："医生，我怀疑自己可能患了 ED？"或者说："医生，请您给我一张 ED（IIEF—5）自测量表，我想了解一下自己是否患有 ED？"不要害怕提出有关性或个人的问题，医生是职业的专家，他们可以帮助处理任何敏感的问题。

（3）细述症状。详细地述说自己的症状，医生会做出更正确的诊断。对有的男性疾病如 ED，当不知如何准确描述自身的症状时，可以填写 ED 自测量表，并将填写后的量表交给医生，医生会根据量表进行初步诊断。

（4）全面了解。有权利要求医生对自己的疾病进行必要的详细阐述。不要害怕医生，尽管去问要问的必要问题。

（蒋李懿）

第五节 结束就诊前需要弄清的几个问题

1.接受药物治疗者要问清的问题

（1）我得了什么病？病因是什么？

也许病因是四个字：病因不明，这是可能的，是真实的。因为很多疾病真的是病因不明。可以改问，常见的致病因素是什么？

（2）为什么要吃这种药？这药是治什么的？

（3）这药有什么副作用？怎样才能知道药有效？

（4）药要吃多久？有无治疗疗程。这次药吃完后，有无后续治疗或观察，随诊。

（5）多长时间会好些？

（6）不好怎么办？还需要继续用药吗？

（7）还有其他可行的治疗方式吗？

（8）今后应该注意什么？

2.领药后要问清楚的问题

很多病人到医院看病后，都是领了药就匆匆离去，对于所服药物的使用等常常是一知半解，这样难免带来治疗隐患。为了用药安全，病人及家属在领药后应了解一下药物的相关事项，看清楚药袋上所标示的用法与各个警语，若有不明了的地方，则要去找就诊医生或药物咨询柜台咨询清楚。

（1）药名：了解自己的用药记录，药袋上都有附上药品的中文商品名，可以清楚地知道所服用的药物名称，这样服用后发生过敏或其他异常现象时，可以正确的告知医师是何种药物所致，以避免再次开同类药品。

（2）药效：怎样才能知道药有没有效？这药有没有副作用？同时亦可避免用药错误。

（3）用法：病人绝对不可凭着自己过去的服药方式使用目前所开出的药品，因为医生会依病情变化而改变药物的使用剂量与用法。有些药品属于栓剂，千万不可误食，其他如眼药水、耳滴剂、鼻喷剂、吸入剂、贴片等，各种剂型的使用方式都不同，因此使用前务必再次确认药品正

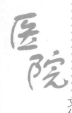

确的使用方法，才能用的安全又有效。

（4）疗程：多长时间会好些？不好怎么办？还需要继续用药吗？

用药疗程亦是治愈疾病重要的一环，所以药品该使用多久也应问清楚。尤其像抗生素类的药品，杀菌效果与疗程息息相关，病人必须遵照医生指示接受完整的疗程，不可因症状改善就不再服药，以免造成抗药性、病情复发或引发更严重的感染。

（5）注意事项：病人应清楚所服用药物的注意事项。例如有些药品不可与葡萄汁一起服用；有些药品会造成嗜睡，开车时应小心；有些药品不能与酒同服等。

3.接受手术治疗者要问清的问题

（1）是否可先试一下其他治疗方法，或决定不做手术会出现什么结果。手术是不是唯一的治疗方式？

（2）本次手术有哪些优点和危险性，尤其是会有什么并发症及其死亡率。

（3）可以听取另一位有资历外科医生的看法，有医生认为病人应做手术，其他的医生也许会建议病人用药物、饮食疗法、体育锻炼或休息来改善和治疗病情。

了解多种可能的选择对于那些通常进行了不必要的手术的病者尤为重要，这些手术包括子宫切除、胆囊手术、扁桃体切除、脊柱手术、肛肠手术，反复发作的慢性颌下腺炎，阻塞性腮腺炎，牙拔除术等。

（4）当需要选择手术时，有疑问者可以详细向非外科系统的医生咨询征求意见。例如，腹部外科的医生建议开刀，可以去问消化内科医生的意见如何。遇到几个医生对手术有不同看法时，建议可选择以下几种方法解决：

① "少数服从多数"，按多数医生的意见和主张办；

②一般而论，应听听级别高的或在该领域威望高的医生的意见；

③要尊重手术科医生的意见，因为手术毕竟是外科医生做的，他们对手术指征、风险、预后、禁忌症比较熟悉；

④对于难度大、风险高的手术，必要时可通过医院内外大会诊的方式予以解决；

⑤若急症需要手术，如阑尾炎、宫外孕，这类病需要当机立断，应听医生的，稍有犹豫就可能贻误病情，错过了手术时机。

根据手术选择何时手术，医学上分三种，一是急诊手术，如外伤，急性阑尾炎，肝脾破裂，要即刻手术。二是限期手术，如恶性肿瘤，就是这类手术不能再拖延，在有限时间内尽快实施。三是择期手术，随便什么时候做都行，如皮脂腺瘤，脂肪瘤，血管瘤等一些对生命健康无威胁力的良性肿瘤。

（蒋泽先　郑增旺）

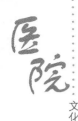

第七章

相互知晓：有利思维有利治病

导语

　　"患者"（patient）一词，是指正在患病或处于病痛之中的人。在英语中，它与"忍耐"（patience）一词有关。也就是说，患者是忍受疾病痛苦的人。20世纪70年代末，美国、日本等国的医学社会学学者首先对"患者"这一概念提出了论证，1984年，我国学者陆忠等在《现代医院管理》一书中明确指出："患者"并不就是"有病的人"。婚检、怀孕、分娩是正常生理过程，医生把医院进行婚前检查、孕期保健、帮助分娩的均与其他门诊病人、住院病人一样视为"患者"。

　　患者的现代含义是寻求医疗的人或正在医疗中的人。医务人员心中应该明确，相互知晓。患者参与，有利医生思维有利治疗。

第一节　医务人员眼中的"患者"

　　虽然患病通常导致人们去求医，但并不是所有的患病者都会去寻求医疗帮助而成为病人。生活中每个人都有几种医学上称为"疾病"的毛病。例如：近视眼、寄生虫、痤疮、皮炎、沙眼、痣、痔、疤、疣等。他们大多没有就医而正常工作生活。他们是患病的人，因没有就医，医生没有视他们为病人。

反之到医院就医的不一定都是有病的人。所以，现实中的病人是病人或健康者到医院，医生对他的症状给予明确诊断后，医务人员均视为病人。

由于医生道德有差异，医疗水平有高低，责任心有强弱，表达能力有好坏，一些健康者来检查，可能会被医生不恰当言语而致病。

案例一：一个心脏有轻微收缩期杂音的青年，由于医生检查时强调了杂音，从而感到可能有心脏病，以致常有胸闷、心悸等不适，多次到医院要求检查治疗。

其实，该青年无病，是健康者。

案例二：一个病人诉头痛，不再问病史，就开出颅脑 CT，脑电图，甚至核磁共振。而老医生多问几句，就知道这是牙源性的颞下颌关节病所致的头痛，转口腔科，很快消除头痛。

案例三：一位女性病人下腹部疼痛，要求迅速止痛，接着大骂医生见死不救。有经验的医生不会立刻帮病人止痛。他首先要观察病人疼痛的性质、部位、转归，是否伴有白细胞的变化等诸多现状和体征。"敌情不明，不能上阵"就是这个道理。下腹部疼痛可能是急性阑尾炎，可能是宫外孕（妇科），还可能是尿道结石（泌尿科），急性肠胃炎（消化内科），肠穿孔伴腹膜炎或肠梗阻等。这些病早期症状都是腹痛，若用了"止痛药"，（不能叫"止痛药"，应叫解痉药），病人暂时不痛，腹膜炎病变就无法反映出来，而宫外孕、阑尾炎、肠梗阻都是要通过及时手术才能治疗。症状被掩盖，会失去手术的时机，不能达到治疗的效果。几十分钟后，医生果断做出诊断：宫外孕，马上急诊手术。

一些病看似简单，实际十分复杂，一些病看似复杂，其实十分简单。病人往往因对疾病发生原因、过程、结果不了解，会把一个简单的病视为复杂，反之会把复杂的病视为简单，出现错误的选择。

对疾病过程中每个阶段特点的认识掌握就是经验，医学专家之所以宝贵就在于他认识、他知晓、他拥有这些经验，他知道该怎样在最佳时期选用最佳治疗方案。而庸医则是在错误的时期选用了错误的方案，进而出现了一个错误的结果。

一位老年人舌唇溃疡，反复发作三四年。他担心癌变，认为这个病十分复杂，而医生看一眼就知这是常见病，多发病，病名叫复发性口腔溃疡，也叫阿弗它溃疡。医生也许会速战速决开出药，也许劝不要服药。病人则会认为十分重要，认为医生不仔细，不认真。这就是双方认识病情的差异，没有达到有效沟通。

曾经就医像朝圣，进医院如进庙门。病人思想虔诚，医生救治善良。如今，病人思想复杂了，医生的思想也复杂了。在双方思维复杂中，双方都有一些误区，都影响医患沟通，在医方影响医疗质量，在患方影响自身治病，甚至很易被假医、游医、骗子蒙坑。

面对发达的信息，每个病人要学会取舍。单靠在就诊时询问医生已无法解决。在一些综合性大医院，一位门诊医生一个上午平均要接待30~40名的病人，每位病人从问诊到检查再到开药总共只有七八分钟，沟通时间非常有限。如果带着错误的固有的观念去看病，就很难达到顺利有效。

在美国很多病人都已习惯在看病前先研究自己的病情，对自己的病情有个初步了解：从症状病理到临床治疗等各种相关问题。而不是盲目、盲从、随心所欲。

第二节　现代化与医务人员的思维

设备与仪器

1."电脑看病"

看病的主体是医生，有医生把病人可能的症状，体征，检查的结果都输入电脑，制成模版。当患者说出自己症状后，医生打出模板（共同性的症状或体征）稍作修改（病人口述，记下"这一个"病人的特殊部分，就列下诊断，开处方，或开出各项检查），由于设备不断地进步，有些问诊也就省略了，看了病，症状简略问几句就进入了检查程序。如脑外伤，过去没有CT，要通过问诊鉴别颅内是否出血及出血部位，现在，多多问诊，多多检查反而耽误了时间，通过拍摄CT迅速明确诊断，制定治疗方案或手术方案时间提前或加速了。在三四十年前胃不适靠问诊，除了"钡餐"透视检查外，医生手中没有更多的检查设备。当下，只要胃不适都可以做胃镜，一目了然。所以，当病人讲述胃反复疼痛时，医生检查单就开出来了，这是看病快的一个原因。用电脑看病后，会出现医生与病人对话减少，交流缺失的副作用。

2. 实验室检查

这是常见的检查，包括血液学检验，（平常所说的指尖上扎血，现在多采取用静脉血），体液与排泄物检查（如尿、粪、胃液、胆汁、脑积液、精子、阴道分泌物），生化检查，（平常所说的抽血，大都指空腹抽血）有糖、脂肪、蛋白质、电解质、钾、钠、钙、氯和微量元素，酸碱平衡等等，还有免疫学检查，病原体检查，细菌耐药性检查，脱落细胞，大医院还有基因诊断，DMA测序检查等等。

每一项检查，都表达了机体某一项代谢功能或生理状态或重要脏器的能力正常、失常，病态程度。如肝功能，肾功能表达肝、肾能力有问题；血糖、血脂则表达代谢出了问题，细菌耐药性表达体内细菌对某种药物有作用，无作用或少作用，可以指导用抗生素。所以在病情变化时，医生要开出多种化验单。

过去的检查多靠人工，用眼睛观察。

如血常规检查，靠医务人员双眼观察显微镜下的白细胞、红细胞的形状数目。这儿有技巧，也有主观因素，而现在血常规，生化各项等都是仪器，快速，简洁，准确（也有误差，那要找出影响误差的因素，如标本采集与处理，标本保存，试验室标准质量控制，计算机的输入）。

作为病人自己，出现误差的常见因素有，采血时间，精神状态，是否饮酒，服饮料，吸烟，进食，女性与月经周期，妊娠都密切相关。

3. 器械检查

包括心电图，肺功能，内镜（见本章第五节），脑电图等。心电图也不只单纯一种，有运动负荷试验心电图，有动态心电图，即24h佩带身上可以监测心脏博动状态,。

肺功能检查对指导长期吸烟者，患慢性支气管者的治疗起着很大作用。

4. 医学影像检查

泛指通过X光成像（X—ray），电子计算机断层扫描（普通CT、螺旋CT），核磁共振成像（MRI），超声成像（分B超、彩色多普勒超声、

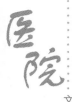

心脏彩超、三维彩超），正子扫描（PET）等现代成像技术检查人体无法用非手术手段检查的部位的过程。

CT 是电子计算机 X 射线断层扫描技术的简称。它根据人体不同组织对 X 线的吸收与透过率的不同，应用灵敏度极高的仪器对人体进行测量，然后将测量所获取的数据输入电子计算机，电子计算机对数据进行处理后，就可摄下人体被检查部位的断面或立体的图像，发现体内任何部位的细小病变。

CT 用与医学检查常用功能有三种：

（1）平扫：是指不用造影增强或造影的普通扫描。一般都是先作平扫。

（2）造影增强扫描：是经静脉注入水溶性有机碘剂，再行扫描的方法。血内碘浓度增高后，器官与病变内碘的浓度可产生差别，形成密度差，可能使病变显影更为清楚。

（3）造影扫描：是先作器官或结构的造影，然后再行扫描的方法。

常用于检查的疾病有：

（1）头部：脑出血，脑梗塞，动脉瘤，血管畸形，各种颅内肿瘤，颅骨骨折等；

（2）胸部：肺、胸膜及纵隔各种肿瘤，肺结核，肺炎，支气管扩张，肺脓肿，囊肿，肺不张，气胸。

（3）腹、盆腔：各种实质器官的肿瘤、外伤、出血，肝硬化，胆结石，泌尿系结石、积水，膀胱、前列腺病变等；

（4）脊柱、四肢：骨折，外伤，骨质增生，椎间盘病变，肿瘤，结核等；

（5）甲状腺疾病：甲状腺腺瘤、甲状腺腺癌等；

（6）头颈颌面肿瘤、外伤、骨折。

磁共振成像（MRI）是根据在强磁场中放射波和氢核的相互作用，经电子计算机处理获得图像。

它可以直接作出横断面、矢状面、冠状面和各种斜面的体层图像，不会产生 CT 检测中的伪影；不需注射造影剂；无电离辐射，对机体没有不良影响。多用于脑内血肿、脑外血肿、脑肿瘤、颅内动脉瘤、动静脉血管畸形、脑缺血、椎管内肿瘤、脊髓空洞症和脊髓积水及腰椎椎间盘空出，原发性肝癌等疾病。

X线摄片、CT、磁共振成像三者有机地结合，每项都有自己的优势，有了CT和MRI、X线平片仍有它的作用和优势。所以当医生开处X线平线时患者不一定要求改用CT或磁共振。

内镜检查与治疗：

医生也不愿"隔着肚皮"看病，也想像孙悟空一样钻进病人肚皮内看个究竟。沿着这种思路，一种可以进入人体内脏看病的镜子终于诞生了。

医生统称内镜，内窥镜。进入哪个内脏就以哪个内脏命名，如进入食管，胃，十二指肠检查的，叫胃镜；进入下消化道，即肠子，叫肠镜；小肠镜，结肠镜，已成为诊断，治疗上下消化道疾病的主要仪器。进入支气管的叫支气管镜；已成为支气管、肺和胸腔疾病诊断治疗和抢救的一项重要手段。还要电子喉镜，各类关节镜及可以在腹腔内进行手术的各类内窥镜。因而形成了一个新领域，称为内镜学（Endoscopicoloqy）。

内镜可以帮助诊断，可以摘取活体组织，供病理检查，可以做手术，可以摄影，图像清晰，逼真，分辩力高，对人体损害小，损害少。内窥镜的诞生与使用同样减少了医生的问诊，问诊变成了三句话：耳听为虚，眼前为实，看看再说。

医生思维与诊断：

面对一叠检查报告单，针对病人症状医生立马开始了思维。诊断是医生将所获得的各种临床资料经过分析、评价、整理后，对病人所患疾病提出的一种符合临床思维逻辑的判断。如果这种逻辑判断符合疾病的客观存在，诊断就是正确的，如果不符合客观存在，诊断是错误的。诊断疾病是医生最重要也是最基本的临床实践活动之一。诊断疾病的过程是一个逻辑思维过程，是医生认识疾病客观规律的过程。只有正确的诊断，才可能有正确和适当的治疗。能否正确及时地诊断疾病，反映了医生的水平、能力和素质。

（1）医生诊断治疗疾病，思维的步骤

诊断疾病有四个步骤：

①搜集病情资料：

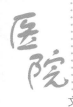

　　首先好医生会通过症状的特点与发展演变情况，结合医学知识和临床经验认识和探索对疾病作出诊断。其次，在病史采集的基础上，对病人进行全面、有序、重点、规范和正确的体格检查，所发现的阳性体征和阴性表现都可以成为诊断疾病重要依据。再其次，在获得病史和体格检查资料的基础上，医生会选择一些基本的必要的实验室检查和其他检查，支持自己的分析作为诊断依据。

　　这个过程中病人可以向医生询问五点：检查的意义是什么？检查的时机在何时最好？该检查对自己的病有无敏感性和特异性。对病人（我）的安全性如何。病人（我）要化多大成本，即费用如何，效果如何，检与不检两者相比有无价值？

　　②分析、评价、整理资料：

　　疾病表现是复杂多样的，病人因受神经类型、性格特点、文化素养、知识层次、心理状态和社会因素等的影响，叙述病史常常是琐碎、凌乱、不确切、主次不分、顺序颠倒甚至有些虚假、隐瞒或遗漏等现象。医生对病史资料进行分析、评价和整理必有一个过程。

　　还要对实验室和其他检查结果与病史资料和体格检查结果结合起来进行分析、评价和整理。在分析评价结果过程中医生会考虑四点：假阴性和假阳性问题；误差大小问题；有无影响检查结果的因素问题；结果与其他临床资料是否相符，如何解释这些问题。这些结果是客观指标，患病人可以复印，可以询问，而医生的分析则是主观思维，是不作医院纠纷依据的。

　　③对疾病提出初步诊断

　　有了各种临床资料，医生结合自己掌握的医学知识和临床经验，可以形成初步诊断。一些病人与医生第一次见面就希望获得明确诊断，有时很困难；有些诊断是要有时间的，如高热、昏迷等；有时可以明确，如实验室表明血糖升高，测量血压升高，胃镜病理报告：胃癌。一般初步诊断都带有医生主观臆断的成分。这是由于医生在认识疾病的过程中，医生只发现了某些自己认为特异的征象。由于病人病情发展的不充分，病情变化的复杂性和医生认识水平的局限性等影响，初步诊断有时不正确，就像一颗嫩绿出土，很难判定是草，是花，是树一样。所以，初步诊断在一家医院是甲病，在另一家医院可能是乙病，在某医生眼中是 A 病，在另一医生眼中是 B 病。初步诊断只能为疾病进行必要地治疗提供依据，为确立和修正诊断奠定基础。尤其是门诊的初步诊断不能作为最后结果。例如，一病人在某医院超声波初步诊断是排外肝癌，要他做 CT。他拒绝，开始吃中草药，三个月后出现黄疸，经检查是药物性肝炎，草药医生要他做 CT，想证实草药治好了肝癌。结果发现肝脏是血管瘤，停草药后肝炎好转。

④确立及修正诊断

提出初步诊断之后可以给予必要的治疗、客观细致的病情观察；某些检查项目的复查以及选择一些必要的特殊检查等，为验证诊断、确立诊断和修正诊断提供可靠依据。这时医生的责任心，父母心，耐心，洞察力显得特别重要。好医生严密观察病情，能随时发现问题，提出问题，自己查阅文献资料解决问题，或是请上级医生、相关医生会诊开展讨论等，在一些疑难病例的诊断和修正诊断过程中这个阶段的医生能力和素质、道德起着重要作用。

（2）医生诊断治疗的思维方法

诊断治疗思维有两大要素：

其一，临床实践。通过各种临床实践活动，如病史采集、体格检查和诊疗操作等工作，细致而周密地观察病情发现问题，分析问题，解决问题。

其二，科学思维。这是任何仪器设备都不能代替的思维活动。医生通过实践获得的资料越翔实，知识越广博，经验越丰富，这一思维过程就越快捷，越切中要害，越接近实际，也就越能作出正确的诊断。这就是为什么老专家少的原因。

医学诊断有几种思维方法：

①推理：推理有前提和结论两个部分。

演绎推理所推导出的临床初步诊断常常是不全面的，有其局限性。

归纳推理是从个别和特殊的临床表现导出一般性或普遍性结论的推理方法。医生搜集的每个诊断依据都是个别的，根据这些诊断依据而提出的临床初步诊断，就是由个别上升到一般，由特殊性上升到普遍性的

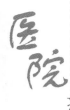

过程和结果。

类比推理是根据两个或两个以上疾病在临床表现上有某些相同或相似，但也有不同之处，经过比较、鉴别、推论而确定其中一个疾病的推理方法。这是医生最常用的方法，鉴别诊断来认识疾病的方法就属此例。

②经验再现：它在临床诊断疾病的各个环节中都起着重要作用。如"同病异征""同征异病"的现象就靠经验鉴别。

（3）诊断思维中病人应明白与配合的几个问题

①现象与本质：现象系指患者的临床表现，本质则为疾病的病理改变。在诊断分析过程中，要求现象能反映本质，现象要与本质统一。

案例：一位病人只知自己舌觉无味。医生诊断是萎缩性舌炎原因有四种：一是缺铁性贫血；二是缺乏维生素 B_{12}；三是缺乏叶酸；四是白色念珠感染。病人舌无味是现象，这四项才是本质，而有些病人往往过分强调现象。要求尽快让舌觉有味，但拒绝检查，又想尽快治好舌病。有的听说是舌炎，立马自己回去服用抗生素。这种病需针对病情服铁剂或注射维生素 B_{12}，叶酸会有立竿见影的效果。

②主要与次要：患者的症状表现复杂，资料较多，要知道主和次。这也是病人最难分清的所在。

③局部与整体：局部病变可引起全身改变。因此，不仅要观察局部变化，也要注意全身情况。如咳嗽可以是咽炎、可以是肺癌或药物反应，不能只管咳嗽，要问问与咳嗽相伴都其他症状。有一位病人皮肤瘙痒，说：只是皮肤瘙痒，每次抓痒后，皮肤总会有几个小脓头。病人反复强调：身体好得很。医生不会开皮肤止痒药。首先想到这位病人会不会是患了糖尿病。查空腹血糖，餐后两小时血糖，证实诊断正确。血糖降至正常后，瘙痒症也随之好转。

④典型与不典型：大多数疾病的临床表现易于识别，所谓的典型与不典型是相对而言的。造成症状或体征表现不典型的因素有年老体弱病人、疾病晚期病人，治疗的干扰、多种疾病的干扰影响，婴幼儿无法表达。

（4）医生思维常见误区

由于各种主客观的原因，包括设备仪器，技术水平，责任强弱诊断往往与疾病本质发生偏离，表现为误诊、漏诊。

　　对诊断支持的证据：这就要做各项检查。血常规显示红细胞减少支持贫血诊断，白细胞增多证实细菌性感染；CT 为影像诊断，B 超可以告知颈部有肿瘤，但并不能辨明性质，有些疾病的诊断，如肿瘤的最后诊断地应靠病理切片，医学习惯称为黄金诊断。

　　　　　　　　　　　　　　　　（蒋泽先　郑增旺　吴重洋）

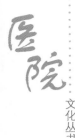

第八章

流程正确：就医之路畅通无阻

导语

任何一家综合医院，不像中药店的座堂医生，进店就可以与医生对话。从咨询、挂号、就诊、缴费，取药这个过程就是看病的流程。初诊者要知道自己就诊医院的流程。现在就诊网络化，就是亲人插队都很困难。所以，到大医院就医一定要按流程办事，就医之路步步正确才会畅通无阻。

第一节　从看病到就诊缴费

1.报到及候诊

为进一步打造有序的就诊流程，各大医院挂号成功后一般会需要患者到达诊室后进行报到，挂号凭据上都会标注有候诊区的具体位置，患者可根据描述前往相应就诊科室候诊区进行报到。报到一般在自助机上完成，如老年人或其他行动不便的患者，也可到分诊台进行人工报到。报到成功后，根据候诊区显示屏显示的就诊序号以及叫号提示音，依次进入诊室就诊。

2.特殊科室诊前检查

部分科室就诊前需进行特殊检查，如心血管内科患者，需提前进行血压测量；眼科患者，需进行视力测量；儿科患者，身高体重不明确应提前测量等等。在此类相关科室就诊的患者，需配合分诊台工作人员有序检查。

3. 候诊就诊注意事项

（1）候诊期间，如有任何不适或突发情况，应及时告诉就近的分诊台护士，可紧急或优先安排就诊。

（2）妇科、产科等候诊区，男士不宜进入。男医生单独为女性患者查体时，家属可要求陪同。

（3）一人一诊室

有利于减少交叉感染，有利于提高患者体验，有利于提高诊疗效果，有利于减少医患纠纷，有利于减少患者矛盾，有利于个人隐私保护。因此，各大医院都要求实行"一人一诊室"有序接诊，医生看诊时只允许当前呼叫患者进入，不允许多个患者及家属同时在诊室，婴幼儿、老年人或其他行动、沟通不便的患者原则上只能有一名陪诊人员。

（4）就诊注意事项

请充分信任医生。主动向医生说明就诊原因、不适表现、发病前有无诱因、发病过程和持续时间，以及过敏史、既往史、家族史、用药史等等，据实相告，尽量详细、准确，不得谎报、瞒报。医疗机构及其医务人员有对患者的隐私和个人信息保密责任。泄露患者的隐私和个人信息，或者未经患者同意公开其病历资料的，应当承担侵权责任，所以不必有所顾忌。病史是诊断疾病最重要的依据之一，虚假的病史会将医生的思路引向歧途，乃至做出错误的诊断，进而导致错误的治疗。除问诊外，医生还可能对患者进行触诊查体，查体时患者要及时准确地描述自身的主观感受，如疼痛部位、疼痛程度或其他感受等。接诊结束后，应配合医生进一步的化验、检查、用药，严格执行医嘱，切不可自行任意增减药物甚至停药，除此之外生活中的衣食住行注意事项也应认真执行。

4. 特殊特色智慧服务

（1）人工窗口，可以帮助患者快速办卡、分诊、挂号、缴费，为加强重点人群医疗服务管理，满足特殊人群医疗和照护需求，解决老年人就医智能技术困难，专门设立了优抚窗口，面向老年人、残疾人等重点

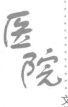

人群。

优点：提供的服务全且窗口人员可提供有关就诊的咨询服务，适合对互联网技术陌生的老年人或其他对就诊有疑问的人群。

缺点：需要排队，耗费等待时间。

（2）自助机

有了医疗自助缴费机之后，人们再也不用在窗口前面排很长的时间只为缴费了，而是在自助缴费机上就可以完成，整个过程只需要几分钟甚至几秒钟，轻松便捷又安全。可预见的是，在不久的将来，自助缴费机必将取代"人工窗口"。医疗自助缴费机不仅可以识别身份证，还可以识别医保卡，另外缴费也支持线上缴费，例如使用微信、支付宝、银联卡等，符合现在部分患者的缴费习惯，给人们带来巨大的便利。

优点：一般分布在院内各处，功能齐全且集成多种支付方式，设备覆盖范围广，便于操作。

缺点：不够灵活，如遇特殊的情况无法根据患者的反应提供针对性的解答，需要患者有一定的理解能力。

（3）手机平台

移动支付在医院应用的优势：

①优化诊疗环境，降低排队时间。

②提高结算准确性，保障资金安全。

③为大数据研究提供数据支撑，医院基于移动支付平台的背后的大数据，进行数据分析。以南昌大学第一附属医院为例，患者可以通过手机扫描处方单上二维码进行缴费，节约了就诊时间。

优点：24h开放使用，可随时随地查看号源情况，且同时兼有其他就诊功能。

缺点：需要对手机应用软件有一定的了解，能够迅速掌握操作流程，如微信公众号、微信小程序、支付宝生活号、支付宝小程序等。

第二节　化验准备及注意事项

医生问诊、查体结束后，如开具相关检查、检验处置单，患者可根据单据上的引导提示至相关科室进行检查、检验，并配合工作人员做好检查前准备以及检查后的注意事项。有些检查化验是需要空腹的，所以，在条件允许的情况下，患者最好保持空腹状态来院就诊，即检查前停止进食 8~14h。

1. 血液

（1）检查血液有形成分（如白细胞、红细胞、血小板等），空腹、餐后都可检查，不影响结果。

（2）检验血液化学成分类（如肝功能、肾功能、免疫项目等），原则上需空腹，但若病情危重，也可随时抽血检查。

（3）检查血脂时，应在检查三天前，禁服一切降脂药物和进行大量的高脂蛋白食物（特别是有高脂血症患者），饮食以素食为主，检查时必须空腹取血。

（4）检查血糖时，空腹血糖抽血时注意事项包括以下几点：

①禁食 8~12h 以后。

②抽血的前一天不要吃过于油腻的饮食，可正常饮食，既往糖尿病的患者可正常吃药，正常饮食，在晚上八点以后不要吃任何食物，第二天清晨可以少量地喝一些水。

③检查前一天不要饮酒，避免过于劳累，正常的生活饮食，次日抽血即可。若为餐后血糖，则应在平时进食后准确 2h 取血。

2. 尿液

（1）尿常规检查时，患者尽量采用晨尿。随机留取的尿液以中段尿为宜。

（2）女性留取尿液标本时避开经期，防治阴道分泌物混入尿液，以中段尿为宜。

（3）留取尿液应使用清洁、干燥的容器，医院检验窗口会提供一次性尿杯及尿试管供检验者取用。

3. 粪便

（1）留取标本时可取指头大小粪便，并注意选取有脓血或其他异常外观的部分送检。

（2）做粪便潜血试验时，三天内不食用瘦肉类、含动物血类、含铁剂的药物等食物，避免出现干扰。

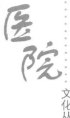

（3）粪便细菌培养标本应用医院检验科提供的无菌棉拭子采集。

4.超声检查

（1）肝胆超声检查者，应于12h前禁食、禁水，24h禁油腻。

（2）B超妇科检查盆腔脏器，如子宫及其附件、膀胱等，检查前需要保留膀胱尿液，可以在检查前2h饮水1000ml左右，检查前2~4h避免小便。

5.CT检查

检查当日需携带病历、各项检查结果和既往影像学检查，由家属陪同前来。CT检查是通过X线对人体扫描采集数据，再利用计算机获取模拟图像，烦躁不安和点头呼吸的病人不宜做此项检查。

6.磁共振检查

（1）检查前准备：现在的磁共振设备为强磁场，进入检查室前，应取下一切能移除的含金属的物品，包括假牙、钥匙、发卡、信用卡、磁卡、手机、眼镜、假发、腰带、手表、助听器等。穿舒适纯棉质料的衣裤进行检查为宜。严禁病床、轮椅等铁磁性物品进入室内。

（2）体内有植入金属的患者，必须告知工作人员，并得到材质确认、同意才能检查，包括心脏支架、人工心脏瓣膜、动脉瘤术后金属夹、栓塞弹簧圈、钢板、钢钉、假肢或关节、节育器等所有金属物品。所有电子植入物不得进行磁共振检查。其他如助听器、人工耳锅，心脏起搏器（适用于磁共振检查的并且关闭后可以做）、神经刺激器、骨骼生长刺激器、任何类型的生物刺激器等也是检查禁忌。

（3）对胸、腹部检查的患者，需提前学会呼吸训练，检查过程中听从医生的指令配合吸气—呼气—屏气，以减少或消除呼吸运动伪影，确保图像质量。腹部检查的患者，检查前三天内禁服含重金属类药物，上腹部检查患者检查前4h空腹，禁饮食；做盆腔部位检查时，需要膀胱适量充盈。

提醒：

（1）磁共振设备5m范围内具有强大的磁场，严禁病人和陪伴家属将所有铁磁性的物品或者电子产品靠近，带入检查室。

（2）对幽闭恐惧症等心理障碍的患者给予心理安慰，耐心解释，家属全程陪同检查。

7.胃肠镜检查

（1）胃镜检查注意事项：检查前一天晚餐进食少渣、易消化食物，晚上 8 时后禁食，检查当天早上禁食禁水，禁服药物（降压药可舌下含服）。无痛检查要求至少一名家属陪同，检查完后至少半小时才能离开医院，检查当天禁止开车及高空作业。

（2）肠镜检查注意事项：检查前一日需按要求服用泻药，进行肠道清洁等准备。如果有特殊服药史或有特殊要求，如行电切息肉、无痛检查、病理活检，预约时需提前说明。

8.其他注意事项

来院就诊前有些生活细节的忽略，也会影响医生对患者病情的判断和诊断，进而影响医生治疗方案的制订。所以，来院就诊前，请患者牢记以下几点注意事项：

（1）就诊前不宜大量饮酒或吸烟：中等量饮酒（尤其是烈性酒）或大量吸烟可引起心率、脉搏显著加快，血压波动，以及出现其他异常改变，从而产生某些假象，会给确诊造成困难，所以请在就诊前 46h 内避免饮酒或大量吸烟。

（2）就诊前不宜浓妆：粉底液会掩盖患者肌肤神色，对诊断贫血、黄疸、斑丘疹、血管痣等皮肤改变十分不利；唇色能反映身体疾病，涂口红会影响医生望诊；涂指甲油也会掩盖指（趾）甲颜色改变，影响医生观察判断，使医生收集的临床信息不准确，进而影响诊断。

（3）就诊前不宜暴饮暴食且要避免食用一些染舌苔、口腔颜色的食物，以免导致医生视诊困难。

（4）请尽量穿着宽松的衣物就诊，方便医生进行查体及其他有助于了解病情、明确疾病诊断的检查。

（汪涵 余梦云）

第三节 要知道采血那些事

1.采血前的准备

（1）空腹要求：在采血前不宜改变饮食习惯，24h 内不宜饮酒。

需要空腹采血的检测常见项目：

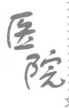

①糖代谢：空腹血糖、空腹胰岛素、空腹 C 肽等。

②血脂：总胆固醇、甘油三酯、高密度脂蛋白胆固醇、低密度脂蛋白胆固醇、载脂蛋白 A1.载脂蛋白 B、脂蛋白 a、载脂蛋白 E、游离脂肪酸等。

③血液流变学（血黏度）。

④骨代谢标志物：骨钙素、I 型胶原羧基端肽 β 特殊序列、骨碱性磷酸酶等。

⑤血小板聚集率（比浊法）。

空腹要求至少禁食 8h，以 12~14h 为宜，但不宜超过 16h。宜安排在上午 7：00—9：00 采血。空腹期间可少量饮水。

（2）运动和情绪要求

采血前 24h，患者不宜剧烈运动，采血当天患者宜避免情绪激动，采血前宜静息至少 5min。若需运动后采血，则遵循医嘱，并告知检验人员。

（3）时间要求

采血时间有特殊要求的检测项目包括：

①血培养：寒战或发热初起时，抗生素应用之前采集最佳。

②促肾上腺皮质激素及皮质醇：生理分泌有昼夜节律性，常规采血时间点为 8：00、16：00 和 24：00。

③女性性激素：生理周期的不同阶段有显著差异，采血日期需遵循医嘱，采血前与患者核对生理周期。

④药物浓度监测：具体采血时间需遵循医嘱，采血前与患者核对末次给药时间。

⑤口服葡萄糖耐量试验：试验前三天正常饮食，试验日先空腹采血，随后将 75g 无水葡萄糖（相当于 82.5g 含一水葡萄糖）溶于 300ml 温水中，在 5min 内喝完。在第一口服糖时计时，并于 2h 小时采血，其他时间点采血需遵循医嘱。

⑥血液疟原虫检查：最佳采血时间为寒颤发作时。

（4）采血体位

门诊患者采用坐位采血，病房患者采用卧位采血。体位对某些检测项目（如肾素、血管紧张素、醛固酮等）的检测结果有明显影响，需遵循医嘱要求的体位进行采血。

（5）输液时采血

①宜在输液结束 3h 后采血；对于输注成分代谢缓慢且严重影响检测结果（如脂肪乳剂）的宜在下次输注前采血。紧急情况必须在输液时采血时，宜在输液的对侧肢体或同侧肢体输液点的远端采血。

②坐位采血：患者侧身坐，上身与地面垂直，将手臂置于稳固的操作台面上，肘关节置于垫巾上，使上臂与前臂呈直线，手掌略低于肘部，充分暴露采血部位。

③卧位采血：患者仰卧，使上臂与前臂呈直线，手掌略低于肘部，充分暴露采血部位。

提醒：不宜穿着袖口紧的上衣，以减少采血后出血和血肿的发生。

（6）静脉穿刺的注意事项

①静脉穿刺首选手臂肘前区静脉，优先顺序依次为正中静脉、头静脉及贵要静脉。如果穿刺部位有皮损、炎症、结痂、疤痕请告诉护士。

②静脉穿刺时绑扎止血带。一般在采血部位上方 5.0~7.5cm 的位置，在开始采集第一管血时松开止血带，使用时间不宜超过 1min。如某些情况止血带需要在一个部位使用超过 1min，宜松开止血带，等待 2min 后再重新绑扎。如需绑扎止血带的部位皮肤有破损，宜选择其他的采血部位。

③穿刺时可攥拳，使静脉更加充盈，以利于成功穿刺。穿刺成功后放松拳头，尽量避免反复进行攥拳的动作。

④以上操作前，护士均要为你消毒。以穿刺或注射点为圆心，以圆形方式自内向外进行消毒，消毒范围直径 5cm，消毒两次。

提醒：在采血过程中，如穿刺部位快速形成血肿或采血管快速充盈，怀疑穿刺到动脉，立即终止采血并拔出采血针，按压采血部位 5~10min，直至出血停止。

在采血过程中，如患感到在穿刺部位近端或远端有放射性的电击样疼痛、麻刺感或麻木感，怀疑穿刺到神经，立即告知护士。

如在采血过程中出现晕厥，宜立即停止采血，拔出采血针止血；平卧位，松开衣领；自己想想是否为空腹采血低血糖可予以口服糖水；护士会为你测量脉搏、呼吸、血压等生命体征，

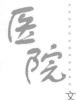

拔针后不宜曲肘按压，会增加额外的压力，导致出血、瘀血、疼痛等情况发生风险的增加。如在正确按压止血的前提下出现血肿或出血持续时间超过5min，可请临床医生对患者凝血功能进行评估及处理。

对于已形成的血肿或瘀青，24h内可给予冷敷止血，避免该侧肢体提拎重物，24h后可热敷以促进瘀血吸收。

（易红玉）

第四节　诊毕注意事项

1.取药

医院内的药房有门诊药房、急诊药房和住院药房。又分为中药房和西药房，有些医院的专科还设有专科药房。住院病人取药由医院人员施行，门诊和急诊需要自己持处方去药房取药。部分医院为了方便外地患者还开通了为患者邮寄药品，代煎中药等便民措施。

取药时应注意：

（1）核对处方在药剂师接到医生处方后，通过查对，将药品发给患者。但难免有疏漏之处，因此，患者亦应将所领到的药品和回执单一一核对，如有发错的药品应及时更换，以免引起不良后果。

（2）注意药品的用法，患者绝对不可凭着自己过去的服药方式使用目前所开出的药品，因为医生会依病情的变化而改变药物的使用剂量与用法。

（3）注意事项：患者应清楚所服用的药物的注意事项，例如有些药品不能与酒同服，有些药品会造成嗜睡，服用后不可开车等。

（4）部分特殊药品有贮藏要求的，请依据药房工作人员的指导按要求进行储存，以免影响药品质量。

（5）为了保护环境，减少一次性用品的使用，部分医院已不提供免费袋子，建议自备文件袋或其他环保袋。

2.复查和随诊

一般医生会根据此次就诊情况对患者进行复查或随诊的提示，患者需谨遵医嘱，定时来院回诊。

（1）复查

复查通常指某一项检查此次出现异常，应在一定时间周期内进行第二次检查，这个时间周期需要遵从医嘱。例如既往无血液病史，无头晕乏力等不适，血常规提示血红蛋白偏低，根据定义应属于中度贫血。那么我们就需要两周内复查血常规，再次确认血常规的指标，以便制定下一步诊疗方案。

复查时请带好以前看病的资料（拍的片子、检验报告、就诊病历等），便于医生复诊做比较。

（2）随诊

随诊是指体检的结果已有结论，但是病情不严重，也没有明显的临床症状。随诊分两种情况：一是为了观察其变化，需要对身体进行定期检查。另一种情况是目前无症状，但是需要根据病情变化来院诊治的，例如胆囊小结石、胆囊炎，平时无症状，注意清淡饮食，如果出现右侧上腹部疼痛，则需要去医院就诊。

（3）随访

随访工作的目的，积累病案资料，使其更加完整，内容更趋充实。有目的、有针对性的最终观察某些疾病长期治疗或远期疗效以及对新技术临床应用疗效做出判断。同时观察某些疾病诊断的准确性、正确性，避免或减少误诊、误治、漏诊、漏治，不断总结疾病发生、发展、预后的演变规律。为医疗、教学、科研服务。为其提供翔实丰富的资料，保证科研成果的真实可靠性。

各大医院不定期会对部分慢性病患者以通讯或其他的方式进行随访，了解患者病情变化、指导患者康复、提醒患者定期复查以及对医院的就诊满意度调查。同时部分科室也针对特殊疾病开展了专门的随访门诊，各位患者应按医生指导选择合适的时间随访就医。

（钟晓静　伍紫菱）

第五节　老年智慧门诊

随着物质生活条件的改善，以及老年人健康水平的下降和学习接受能力的降低，老年人就医不便的情况较为普遍。为贯彻落实党的十九届五中全会精神，切实响应国务院办公厅印发的《关于切实解决老年人运用智能技术困难的实施方案》工作要求，各大医院积极应对人口老龄化问题，想办法解决老年人在就医过程中遇到的信息技术鸿沟。

医院创新开展一系列助老活动，对适老化服务流程再造，提升老年患者就医诊疗体验。

（1）开通老年人无健康码通道、老年人智慧门诊服务驿站，还在院区为老年人专门开设一站式诊疗中心。

诊前：院内开通老年人无健康码通道，解决无智能手机老人无法出示健康码通行受限的问题，老年人可通过登记身份证号码、填写纸质承诺书、填写流行病学史调查表后便可在门诊顺利通行，对于有智能手机而不会使用的患者，"橙"心助老小帮手将会提供一对一的帮助。进入门诊后，为行动不便老年人发放如下橙色贴牌，老年患者可将此标识贴于上衣显眼处，方便门诊人员识别需帮助老年患者并主动提供帮助。老年患者凭此标识享受优先挂号、优先缴费、优先就诊等便利服务。针对没有智能手机或不会操作智能手机的老年人，还可拨打老年人服务专线，提供人工预约挂号及门诊相关问题咨询服务。

诊中：在挂号收费处设置专门窗口，专为老年人群体提供建卡、预约、挂号、缴费、医保特殊病种等多项服务，窗外同时安排"橙心助老小帮手"一对一帮扶，窗内窗外无障碍沟通，并为有需要的老年患者提供座椅，让老年患者坐着办理业务，解决久站劳累的问题。抽血时还有老年人抽血专窗，为老年患者提供优先服务，减少老年患者抽血排队等候时间。自助服务区专门设立了简便易操作的"老年人专用机"并有专人指导；机器进行了适老化相关改造，对操作界面进行优化，字体更大，界面更为清晰。南昌大学第一附属医院（以下简称南大一附院）东湖院区门诊大厅放置的导诊机器人，高度模拟人类思维并能语音互动，为老年患者提供问诊咨询及门诊相关业务咨询等服务。

诊后：医院可以为老年人开通专用微信号，促进线上线下服务相结合，开通专用微信与老年人进行对话式服务，添加有需要的老年患者或其亲友微信，一对一回复门诊就诊相关问题，与老年朋友们建立更亲密的沟通桥梁。完善老年患者健康管理服务，定期对老年患者进行电话回访，辅助老年人进行健康监测，尽可能提供有效的咨询指导，提醒患有慢性病的老年患者及时复诊以及随访相关门诊服务。并印发门诊电子发票查询方法随身卡，提供多种发票查询方式的同时，还为阅读不便的老年患者进行视频演示，帮助其摆脱开票困扰，安心就诊。

（2）互联网医院

互联网医院是互联网在医疗行业的新应用，就是在线咨询、智能问药、药品快递到家。互联网医院带有咨询、随访、慢病管理等功能，它有实体医院作强有力的支撑，线上方便病人，简单的问题不需要到医院，在网上就可以进行。在新冠病毒防控期间，南大一附院互联网医院就提供了免费问诊，自助核酸检测等服务，未来还会充分发挥优质医疗资源优势，进一步提供集线上复诊、线上续方、慢病医保、报告解读、药品配送等服务为一体的接续性医疗服务。

（3）门诊便民服务

为了进一步改善就诊环境，全面提升医院服务质量，各大医院门诊一般都会不断完善服务细节，提供各式各样的便民服务，例如提供爱心轮椅、爱心雨伞、老花镜等。

（4）电子票据

原先票据均为纸质材料，纸质票据易丢失和易破损，不易长时间保存等缺点，给患者造成诸多不便，而现在的电子票据，具有随时可以查询，永远不会丢失等优点，已逐渐让广大患者欣然接受，患者可通过财政厅官网、微信小程序"电子票夹"、医院微信公众号方式完成查询电子票据并下载。

（5）门诊服务中心的功能

大部分医院门诊均设有服务中心，为患者提供有关就诊不清楚的事宜的咨询服务，或有其他就医服务需求。其功能包括医院相关信息咨询指引、医保咨询、医疗证明盖章、化验单打印以及一些便民服务，如轮椅出借，血压测量，为有需要的患者提供老花镜、针线包、纸杯、失物登记招领等。各大医院服务中心功能不尽相同，患者可到院实际查看。

（郑增旺　钟晓静）

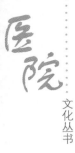

第九章

走出误区：明白看病清楚花钱

导语

　　尽管医疗行业管理的日益严格，医疗行为的逐渐规范，但是假医，庸医，骗子医院与骗子医生依然会正襟危坐的存在不少医院的各个可以骗钱的科室里。而走进这些科室的病人除了被医托坑蒙拐骗带进来，大都是自己走进去的。想一想为什么会走进去呢？三甲医院病人能否识别一些缺德无良的医生呢？每位病人在就医过程中能否做到明明白白看病，清清楚楚花钱呢？

　　读这章的关键词是，改变理念，走出误区。就医时减少上当受骗。

第一节　纠正看病的几个错误做法

　　1.无须就医治疗尽找高档医院

　　（1）初诊找专家，复诊到社区

　　许多人都喜欢到大医院去看病，觉得"保险"，其实"大病大治，小病小瞧"是"精明"的看病模式。目前，定点医疗机构分成三类，级别越高，个人负担的费用越多，高低之差最多可达40%。一些常见病，如感冒发烧、高血压等在一般的中小医院都能治，治疗方法大同小异，选择一家中型医院甚至小医院看看，省时又省钱。而一些特殊病，可去专科特色医院。这要说明一下，咳嗽是病，如果长期咳嗽又没有找到原因，那性质就变了。感冒可以咳嗽，咽炎可以咳嗽，肺癌早期也可以只是咳嗽，某种降压药的副作用也是咳嗽。再如厌食，肝炎有这个症状，胃炎也有这个症状，胃癌同样有这个症状。病人一定要对自己身体的疾病有所了解，病情也是在不断变化之中。如果是咳嗽久治不愈，检查必上大医院，如果高血压开药就不必上大医院排队开药了。

（2）初诊挂个普通号

有的大医院门口见到病人排上整夜的队来挂专家号，其实大可不必。一般来说，初诊时无论专家还是一般医生，都要根据病情先让病人做相应的血液、尿液等常规检查，然后才能复诊。因此，初诊做一般检查可以只挂个普通号。

目前省级各大医院的专家号挂号费为 10~20 元（主任医师），还有 30~200 元的特诊号，而普通门诊仅为 5~8 元。虽然说挂一个普通号和挂一个专家号的差价一般人都能承受，但初诊时挂个普通号的投入显然要划算得多。

（3）"高档"检查不必自己提。

在日常门诊中，有些病人经常对凭听诊器、心电图、B 超等简单的医疗检查做出的结论持怀疑态度，主动要求做 CT，磁共振，全套癌指标等的医疗检查，似乎这样才能查得彻底、全面。

一些容易滥用又费用昂贵的诊疗项目并不适合所有病人，检查时还有副作用。很多病人不仅花了好多冤枉钱，检查效果还可能与初衷相反。像检查胆囊病变、心脏结构等，几十块钱的超声检查可能比成百上千块钱的 CT、核磁共振效果好得多。有些检查不是万能的，不要太迷信"高大上"的检查。有些检查又是必要的，如排外肺癌，CT 就胜过普通 X 光平片。

（4）用药首选大众药

选择药品时优先考虑"基本用药"是省钱的法宝。相对于那些价格较高的进口药、合资药，"基本用药"不仅价格便宜，也更安全可靠。比如常见的阿卡波糖片、板蓝根冲剂等，一瓶（一盒）的价格不过几元、十几元，但效果并不会比几十元的合资药、进口药差。

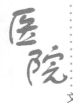
2. 应该关注医院的收费标准和制度

（1）国家对各级医院的所有药品、诊疗、检查、化验项目的收费标准都有明确规定。卫生行政管理部门要求医院必须将所有收费标准采取悬挂宣传牌、滚动屏或触摸屏的形式予以公示。

（2）医院在病人支付各种医疗费用的同时，会为病人提供所交费用的明细清单，以便病人及家属核查、确认。

（3）对于享受基本医疗保险、公费医疗或其他医疗费用支付形式的病人，要了解自己所享受医院福利的相关政策，以便更好地掌控医疗费用的支出。特别是对于需要自费的治疗项目与用药，医生会在使用前征得病人或家属的同意，并签订自费协议书，表明病人或家属同意支付该项费用。当然病人或家属也同样有权利拒绝使用。

3. 对医生开出检查项目要做到明白与配合

（1）医生开具检查、化验单时，要看看这些是不是自己熟悉的检查，若不知，要询问化验前有什么特殊要求，例如是否需要空腹或服用某种药品、禁食、禁水、憋尿、肠道准备等。

（2）可以向服务台的护士、检查化验科室的工作人员了解特殊的准备要求。

（3）通常在医院检查、化验部门的墙壁上都会介绍一些与检查、化验相关的注意事项，要特别留意一下。

（4）对于一些特殊的检查，需要进入病人的体腔或有创检查，如胃镜、肠镜、血管造影等，检查前医生必须向病人介绍检查的必要性与危险性，要求病人或家属是在了解检查的目的及危险性的情况下同意接受该项检查，还要签字。

4. 取药用药七条注意事项

（1）看病前应对家里现有药物的种类与数量，以及这些药物的有效期做到心中有数。在医生开药时，可以把家里现存药品的情况告诉医生，尽可能先用家里的已有药，以免浪费。

（2）如果对某些药物过敏或曾经服用过哪些药物后感到难受，千万别忘了在医生开药前告诉他。不少药物对肝肾功能有一定的影响，如果肝肾功能不好的病人，要记着提醒医生。

（3）现在医院药房提供的药品进口、合资以及国产的种类很多，价钱也各不同，在医生开药的时候要告知医生自己的支付能力，例如是享受医疗保险、公费医疗还是自费。

（4）当医生把开好的处方递到患者手中的时候，一定要留意看清楚处方上开的药名，并问明白用法与服用的注意事项。

（5）医生的处方通常是一式两份，医院大多在交费给收据的同时为患者提供一份药品的明细清单，在清单上会注明药品的价格以及该药品的费用支付属性。享受基本医疗保险的患者特别要把这份明细单与处方的底联以及收据保留好，它们可是报销的重要凭证。

（6）交费后的下一个环节，也是最重要的环节——取药。递上处方，看着药剂师把药物一盒盒、一袋袋地摆在面前时，并一样样地告诉患者具体的用法、药物保存与服药的注意事项，这时候要做的不仅是认真听药剂师的讲解，还要特别注意递给的药与医生处方上写的种类与数量是否一致，检查后确定无误、明白用药方法后再离开。

（7）通常医院会在药房设立药师咨询台，可以向专业药师询问一些药物使用过程中的问题，药物根据其成本、作用原理，不同保存及服用的方法是否科学对药物的效果将产生直接影响。

5.千里寻医却不带病历资料

治病带好旧病历。许多外地患者忘记带上在当地医院做的检查资料，只能重新开化验单，既浪费金钱又浪费时间。所以保存并携带病历资料到上级医院看病，可以"少花钱，治好病"，还可以为医生提供参考资料。因为医生可以从以往的检查资料中迅速发现诊断疾病的线索，初步判定疾病的发生、发展及预后，帮助以最小的代价确诊疾病。而重新开化验单排查疾病，既浪费金钱也浪费时间，更不利于医生对疾病的连续观察与分析。所以保存并携带病历资料到上级医院看病，既给医生提供资料，也是自己"少花钱，治好病"的方法之一。如果个别医生对这些病历不屑一顾，对这位医生可以存疑。当然，时间过长的检查失去参考价值，可以再复查，进行对比。

6.隐瞒病史影响诊断

一位未婚女士，因突然腹痛到医院就诊，医生怀疑是宫外孕。可当

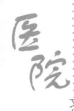

向她询问性接触史时，她矢口否认。随着病情逐渐加重，血压迅速下降，面色苍白。经腹腔穿刺发现其腹腔内有大量不凝的鲜血，如不及时手术，很快会因失血性休克死亡。后来的剖腹探查证实了医生的判断，病人患的是宫外孕，这是经历性生活后，受孕了，但却着床在子宫外，破裂致大出血，极易因出血致死，该病人险些因隐瞒病史而丧命。

有一大学生口腔糜烂，医生怀疑是性病，却矢口否认有冶游史。医生还是坚持做了几项检查，结果显示是艾滋病。大学生大叫一声："冤哪！我只玩了一次。"

7. 病人要有"全科"人体整体意识

人是一个整体，慢性病拖久了，往往不是一个器官有病，而是身体各器官功能受到影响。尤其是患有多种慢性病者。一些综合医院分科较细，专科性强，专科医生对本科的疾病有较深的研究，而对其他科的疾病掌握不够。例如老年人通常是心窝不舒服就直接看心内科，忽视了肝胆胃等方面的疾病。老年人除主症外有许多并存症，如高血压还有糖尿病，看胃病还必须关心青光眼病等等，高血压还可能有糖尿病并发眼底病变。每个科只看一个病都呈孤立状态，对于许多慢性患者的诊治是不利的。慢性病患者要经常关注自己身体各部位，例如糖尿病、高血压患者要常查查眼底。有些医院已开设了"老年专科"，方便患多种病的老人就诊。

8. 先凭经验找医生要药

有很多病人在发病初期习惯自主找医生要药，很多病人是因为以前吃过这类药物，且感觉症状减轻就认为是好药，所以很多时候他们就埋怨医生不理解他们。在一定程度上造成了误解。

一是病情是动态过程，不停的变化。20岁左右，人体生长发育与日俱增，40岁左右开始衰老，人过60岁时，衰老加速，过70岁又再加速。用药也会随年龄、病情而变，而不是刻舟求剑。结果可能会是用量过大，或是药不够。二是药物也是有变化的，过去阿司匹林还是止痛药，现在可用于抗血凝药，再如灭滴灵过去只用于女性阴道，而现在证明可用于口腔治牙周病。医生能够掌握药物变化，所以仅凭经验习惯用药是错误的。

许多病人与药相伴，有个头痛脑热，身体不适就用药。对药有了心理上的依赖感，成癖性。（这些药本身没有成癖性）有一病人咽痛，口服阿莫西林，还吃新癀片，又担心不够加上牛黄解毒片，结果又致药物性腹泻，又服氟派酸、泻利停。

第二节 纠正自己治病寻医的错误观念

1. 轻信广告，不信科学

现在药品广告铺天盖地，媒体接触这样的广告机会多、频率高，时间长了，就会往自己身上"贴标签"。很多广告不负责任的夸大治疗效果，广告上说这个药治腰腿疼，他就会感觉自己的腰腿不舒服，然后就去买这样的药。很多病人担心自己有病，同时又怕到医院被医生诊断出有病，宁可自己看广告买药，时间久了，花了不少冤枉钱，也没有治好病。任何疾病的发生发展与治疗、好转都有一个过程，何况有些病要终生服药，所以不能盲目相信广告。

广告上最常见的广告词是"一贴见效，三剂包好""看手知病，不要常年服药"。一个医生包治百病不可信；一种药或一剂验方包治百病也不可信；宣传一次治好更不可信，许多病是需要终生服药的，人的生命只有一次且不可拿生命去尝试。又花费，又送命，实在不可取。任何一个慢性病的病人都要有信心、耐心和决心与疾病相搏。有许多病人，身患多病，要有良好的心态相信科学，遵循科学规律，最终战胜疾病，进入高寿年龄。

2. 痴迷信"神医"

许多病人总是想找"神医"。其实世上无"神医"。任何一个有修养的名医，都不会把自己吹嘘为"神医"。相反的，很多自吹的"神医"可能只知皮毛。当下很多媒体的宣传报道，只为了追求新闻效应而违背了科学，内容自然失准。如果有人宣称能治愈公认的疑难杂症或难以根治的慢性病，千万不要轻信，哪怕他举出某某专家的证明，某某病人痊愈的事例，都要保持清醒的头脑。如晚期广泛转移的癌症、高血压、糖尿病等疾病，凡宣称能攻克根治的，都是没有科学依据的"神话"，是不可信的；再如不孕症，治愈率只有30%，任何夸大的承诺都只能是水中月、

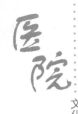
镜中花。可以反过来想想，如果他那么神，国家为什么不请他？世界卫生组织为什么不请他？各级医院为什么不请他？他的病人一定是门庭若市，还需要做广告吗？

尽管科学在日新月异的发展，人类可以飞奔月球，可以建造太空工作站。但是，医学的发展与其他学科发展相比相对滞后。原因是以人为对象，不能拿人体去做试验。很多病因至今不明，如高血压、癌症，只知其一些相关因素。全世界高血压、糖尿病的专家都达成了共识，这两种病是需要终身治疗的。如果说能一次性治疗的好药，那是不符合科学的。同样，世界上目前尚无乙肝转阴的药，虽然有"神药"的广告，连服几个疗程可以使"三阳"转阴，那也是"神话"，没有任何科学依据。许多病只能缓解症状，延缓生命，减轻痛苦。例如一个小小的感冒，人类一直在与它进行抗争。流感流行时能保证人人不得病？显然是不可能的。肝癌能服几包草药就会烟消云散？显然也是不可能的。再一次提醒病友，世界上没有神药，很多慢性病不可能靠服药就可以治愈，任何疾病的治愈都有其客观的指标，不是说说而已。

有位病人上颌骨长了肿瘤，经 CT 与细胞学诊断为恶性肿瘤，他拒绝做病理检查，拒绝手术。这种心情可以理解，"破相"让他难以接受。他踏上了漫漫的"寻""求"医之路，先去上海，再去北京，最后跑到深山老林找道士佛僧，此时已转移到肺，咯血，不到半年就离开人世。若接受正规治疗，生命可延续 5 年或更长。

3. 别让医托牵着走

让医托牵着走，这比被广告牵着走更愚昧。"医托"这个新词在报刊、电视上渐渐多起来。"医托"是一些被雇佣的人与某些医疗单位合谋，把一些大医院门诊的患者骗到他们指定的诊所去看病。这些人活动地点在大医院门诊或医院附近的路旁，手中常携带纸袋并装着 X 光片，往往几个人一起行动。他向你讲话时十分严肃、认真、武断，七嘴八舌地轮番向你说："这医院看不好你的病""我自己的病就是在那个诊所救治过来的""那个诊所看病又好又便宜，也不排队"，有的自称是病人，问你说得了什么病，然后说我和你得一样的病，你说什么症状她也说什么症状，反正她的回答让你百分之一百二十的满意，最后病人上钩，跟着他走。

"医托"惯用的招数是：找目标——搭讪套取病情——介绍"黑医"——"黑医"看病——卖"药"狂赚。

"医托"一般会拎着医院放射科的袋子，或抱着小孩，假装是来看病的，随后四处搭讪，寻找目标。甚至一路跟踪，偷听患者与亲友聊天、打电话的内容。来自农村、操外地口音的人往往成为他们的首选。这其中又以农村女患者为首选，套取病情后，"医托"就见机行事，装成病人的熟人、老乡，诉说在大医院看病的种种不是，然后说自己或亲戚得同样的病在哪里看好的，吹嘘一番那家医院如何好、医生技术有多高明……看到病人有些心动，"医托"就会拿出纸和笔，写好医院名称、地址及前去的路线，甚至陪病人去看病。当病人怀着莫大的感激之情见到"好"医生时，病人鼓鼓的钱包就换成了一堆不知名的药粉或草药。甚至是野草，不值一文的树叶子。

4. 网上看病和邮购药品

很多商业网站都开设有免费的医疗咨询，网站都声称自己的医生是专家学者，只要给网医发个电子邮件或留言就能解答疑难。但电脑那边坐着的究竟是谁呢？上网看看，就会发现，有的网站甚至允许医生直接在网上注册行医，只要填写完个人资料注册后就可以成为网上医院的"注册医生"。有一个大学生，曾经用虚假资料成功注册某网上医院的"网医"，开设了自己的诊室，试问谁敢找他看病呢？"网医"的行为由谁来负责呢？出了差错，患者去找谁，又如何去找呢？

现在不少非正规医院（诊所）到处打邮购药品的广告，并任意夸大疗效，欺骗消费者。一些缺乏医药常识的病人，病急乱投医，常常被虚假的广告所误导，花大笔钱邮购药品，结果往往上当受骗，不但浪费很多血汗钱，而且耽误了病情。中医诊病讲究望闻问切，西医讲究询问病史和做相关的检查，诊断明确才能开药。

网上咨询只是增加一条信息渠道，不能代替面诊，以免延误最佳的治疗时间，谨防上当。邮购药品，如隔山打虎，有很大的盲目性和欺骗性，要谨慎为之。

5. 治慢性病频繁换医生

遍访名医却治不好病，这种情况在一些疑难杂症病人和有心病的人

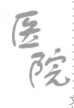
中特别多。不少疑难杂症要慢慢治，频繁更换医生容易耽搁病情。

有的病人患上一些疑难杂症后，找遍了国内许多名医进行专家会诊，从西药换到中药，又从中药换到西药治疗，病情非但没有好转，反而恶化得更快了。

为何频繁看名医，反耽误了病情？其原因在于，几乎没有名医能在很短时间内把疑难杂症完全看好，尤其是中医，接触的往往是难治病、慢性病，如果病人不信任医生的治疗方案，一个疗程没结束就反复更换，只能事倍功半，甚至会耽搁病情。

在看病时，患者首先应确立对医生的信任感，大多数疾病的好转总需要一段时间，在这段时间内应该以观察为主。同时要和主治医生加强沟通。一般来说，和医生聊得越多，就疾病和生活情况了解越具体，治疗方案制定得也会越科学，康复更彻底。当然，遇到一个庸医不换也不行。首先，强调的是已找到名医就不要求频繁调换，其次任何疾病治疗都需要一个过程。就如人饿了要吃包子一样，不可能第一个包子就把人撑饱了。当吃第五个包子有饱意时，不能把功劳记在第五个包子上。看病也如此。

还有一种是自限性疾病，在一定时间内自己会好。一个病人在看复发性口腔溃疡时，服药不见好，在第10天邻居给了她一碗绿豆汤，她一直认为是这碗汤治好的病。

当下医疗市场较为混乱，真医生假医生好医生坏医生混杂，病人很难识别，尤其在小医院、民营医院、个体诊所，所谓专家义诊、坐堂医生，那里经常有各种陷阱。下面介绍几种常见的陷阱。

（1）无中生有：制造疾病

当一个人到医院体检或咨询时，本来经检查无病，但为了谋财，有的无良医生却谎称你有病，进而要求吃药打针；一段时间后再复查，说是治愈了或有了好转，但还应再用一个疗程的药。这类陷阱常见于被个人承包的小门诊部。是医生和化验人员联手坑害病人的陷阱。

各种义诊时，医生和厂商联手策划的各种药品或保健品的促销。此类机构常无中生有地为"病人"诊断为高血压、慢性前列腺炎、微循环障碍、性病等，还有不少人被骗购买高额的保健药品和保健用品。

建议：若化验查出有问题，不要急于用药，不妨到大医院再抽血或做 B 超或请社区医院再检查一次。

典型病例：一个年轻男子，有嫖娼史，总担心染上性病。在一大医院检查，全套阴性。他不放心，来到社区医院再检查，呈阳性。这才放心，服了几千元的药，又到大医院复查，还是阴性，再返回社区检查告知弱阳性，继续服药，又服了数千元的药，总算转了阴性，他才放心。

（2）夸大病情：小病大治

普通感染或一般无菌手术术后预防感染，对于很少生病的人来说，一般只要滴青霉素类或加灭滴灵即可。可有些医生要用更昂贵的抗菌药，有些病人怕感染常自己要求用昂贵抗菌药。这也助长了过度治疗。

建议：这些药对病人存在着潜在的不利，因为广谱高效的抗菌药物在抑制病菌的同时，对身体正常的细菌也有相当的抑制作用。所以抗生素要从最一般用起。

典型病例：复发性口腔溃疡病程是 7~10 天。因为病灶上有黄色小点。医生说已经化脓了还在发展，连续用了 10 天抗生素，其实这种病是自己好转的，而非药物治好。很多患者坚信，只有用药才会好。

（3）隐瞒病情：吓唬病人

有一些疾病，只要好好调养，不经治疗也可以慢慢好转至痊愈。但有些医生就不会将这些情况告诉病人，甚至会危言耸听，让病人住院治疗，使其花冤枉钱进行一大堆无必要的检查和治疗。

建议：如果是慢性病，可以找些这方面的书籍看看，或是去医院咨询。

典型病例：一患者有上腹痛，某诊所 B 超显示为胆囊炎。不消炎就要开刀切除，有生命危险。入院观察，花费上千元，不久又痛。到大医院检查则为慢性胃炎，用药后病情好转。

（4）误导病人，检查加倍

医院利润的四成左右来自这些检查。为了赚钱，有些小医院甚至公立医院或门诊部都鼓励临床医生多做这些检查，特别是其中昂贵的检查。如 B 超、心电图，肝肾功能检查，这些无风险的检查几乎进去就要做，有些病人头痛就被告之做 CT。

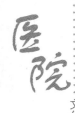

建议：病人在就医前，对医院、医生应进行一个大概的了解，如果检查单太多，又不是急诊的话可以换一家医院，换一个医生。

典型病例：很多医院，包括大医院，开出过多的检查单，这叫过度检查。一是医生为了赚钱，二是医生确实水平不高，三是医生不负责任，不认真，随意。一位感冒高热患者，其父母担心，不停咨询医生，医生正好要他多检查，排除颅内病变，排除肺部病变，排除消化导泌尿病变，花费5000元以上。其实他只是患有普通感冒。喝水，多歇歇，就会好转。

（5）以药养医，滥用药品

造成对身体的潜在伤害。由于医疗技术服务价格定得较低，而药物却有较大的利润空间。因此，有些医院要求医生多开药，以药养医。这是最常见的过度治疗。

建议：抗生素如果超过3种以上就要考虑"过度"，一张处方里有治病的药，有辅助用药，如果一张处方用药超过5种以上，要考虑"过度"。对有些疾病的治疗方法，病人可多听取不同医生的意见和建议，对医院开出的药方，也可选择信得过的医药超市购买药品，以节省费用。

典型病例：一位急性咽炎患者因急于早点能说话，一家医院给他用了两种抗生素，两种中药"消炎药物"，即"先锋霉素""左氧氟沙星""穿莲消炎片""新璜片"，另还有华素片漱口水。正确的做法是查血常规，如白细胞升高，选一种抗生素，可行雾化治疗，快捷有效经济。

（6）夸大宣传，披上外衣

目前像肝病、肿瘤、糖尿病、性病、皮肤病、偏瘫等等病种的治疗和药品的不实宣传非常严重。一些不法商人披上了白衣天使的外衣，承包医院门诊。一些药商为了谋取钱财，采取各种手段，违规操作，欺骗百姓。

夸大治疗效果。声称"20天就能使乙肝各项指标彻底转阴"，有的宣传"某某晚期肿瘤患者服用了某某专家配制的草药后几天就又下地干活"等等。

提供虚假的检测报告。即使是健康人，也能用所谓的DNA技术给你测出体内乙肝病毒的数量，用所谓的高科技立即断定为I型II型糖尿病，引诱病人掏钱接受治疗。

建议：可以听听，不要去购买。

（7）药品当商品，大量搞促销

用"某某药品让利 100 万""买二赠一""助学行动""健康工程"，甚至抽奖销售等方法吸引病人。药物是治病的，无病不用服药，用促销的手段就不是治病的药物了。

建议：两个字：抵制。

（8）包装"专家"，引诱病人

冠以"康复明星"，当托儿来迷惑病人；或借用或冒用某些机构或协会的招牌，举办"义诊""健康报告会"。

这些不良现象的存在，影响了医生与药品在老百姓心中的地位，严重损害了医生和病人双方的根本利益，影响了医药事业的健康发展。国家曾出台了严格规范肿瘤、肝病、性病等 11 个病种的医疗和药品广告的规定，在一定程度上起到了净化医疗行业的作用。

不法商人、江湖郎中"擅长治疗"的疑难病症，其实早就有不少人是挂着中医药科技成果的羊头，贩卖假药。一些中医专家正开发的药物，确实获得过国家级或省部级科技奖，成果很好，其市场推广并不理想。一些中医药成果仅停留在发表的论文上，有的干脆就被束之高阁，得不到有效转化和推广。于是造成当前假医骗子打着名人的旗号四处招摇撞骗的现象。普及疑难病症的科普知识，预防陷阱，维护生命的尊严与健康特别重要。

建议：听后不要激动，要三思而行，多问多看多查资料。网上对这类招摇撞骗的现象揭发不少。有趣的是，有的电视请了"托儿"讲述什么药物疗效如何如何好，而有良知的小报请那些受骗的病人，讲述受骗的经过，买回的药物、补品都是不值钱的草。

（吴重洋　蒋泽先）

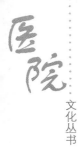

第十章
学点医学：有利呵护自己

导语

　　世界上的病大都没有认识清楚，例如最普通的高血压。口腔科的一本黏膜病教科书：大多数病的病因几乎都是写着病因不明。世界上唯一得到消灭的病毒是天花病毒。这也就意味着无法完全治愈的疾病有很多。有些疾病只能缓解症状，但不能完全治愈，例如某些白血病，肝炎等；有些患者能像正常人一样生活，但是需要终生服药，例如艾滋病、部分癌症等。还有很多慢性疾病是无法根治或完全治愈的，还有待医学者的继续研究。因此，医学不是万能的，没有医学是万万不行的。所以伪医学、假医、庸医就能混淆视听。患者患病后千万不要病急乱投医，听信一些"神医"或"偏方"，不仅造成物质上的损失，还可能贻误病情。这些能让医学、假医、庸医钻空子的疾病多见于慢性病。慢性疾病是指病程长，超过3个月，不可治愈，需要专业治疗的一类非传染性疾病。常见的慢性疾病主要有心脑血管疾病，如高血压、糖尿病等等。慢性疾病具有病程长、病因复杂、功能损害和社会危害严重等特点，其危害主要是造成心、脑、肾等重要脏器的损害，容易形成伤残，从而影响劳动能力和生活质量。而且医疗费用昂贵，增加了家庭和社会的经济负担。慢性病的危险因素主要有遗传因素和环境因素，环境因素常见的有年龄、超重与肥胖、长期过量饮食、运动量不足、吸烟与饮酒、病毒感染、化学毒物接触等。

第一节　目前没有最佳治疗方案的疾病

1.慢性病

慢性病治疗主要以控制临床症状、去除致病因素为主要方法。

（1）高血压：高血压（继发性高血压除外）目前还不能被治愈。临床上治疗高血压的主要目的是促让血压达标，这意味着患者要终身服用降压药。需要提醒的是，一定要在医生的指导下使用降压药，不能偏听盲信，随意更换降压药或者停药，因为每个人的身体情况不相同，适合他人的方法并不一定适合患者自身。在药物治疗的同时，患者还可以通过生活调节的方式辅助治疗。

①直接针对高血压危险因素的措施，主要包括限制食盐、控制体重、限制饮酒、加强体育锻炼，精神、心理疗法等。

②控制其他心血管病危险因素的措施，包括戒烟，限制膳食中总脂肪、饱和脂肪酸和胆固醇摄入量以控制血清胆固醇。

（2）糖尿病：二型糖尿病目前还无法治愈，主要通过药物长期规范控制。市场上的糖尿病治疗仪只是配合药物的一种辅助治疗方式，并不能治愈疾病。

糖尿病目前治疗方法主要是注射胰岛素和口服药物，有些通过红外线等方式刺激穴位对于糖尿病的治疗效果并不明显。一些治疗仪的物理刺激也许对放松血管、刺激血液循环有作用，但并不能从根本上控制血糖。如果在使用红外线等方式后盲目停药，很容易造成危险。

通过有效的药物治疗和生活饮食调理，可以控制血糖，也可以有效地减少并发症发生，早发现、早控制不会影响正常的工作和生活，糖尿病人同样能够"长命百岁"。

2.免疫性疾病

自身免疫性疾病是指机体对自身抗原发生免疫反应而导致自身组织损害的免疫性疾病。

自身免疫性疾病的病因不明，可以为自身抗原的出现，也可起源于免疫调节异常、交叉抗原、遗传因素等。自身免疫性疾病可发生于某一器官，也可发生于全身各处。症状因抗原种类的不同而不同。自身免疫性疾病主要的治疗方法是药物治疗，能较好地缓解症状。若并发生感染等情况，则应结合抗生素或对症治疗。自身免疫性疾病病程长，以对症治疗、控制症状为主要治疗手段。

（1）风湿性疾病：风湿免疫病是与自身免疫系统相关的一种慢性疾病，存在发病率高、致残率高、认知率低的现状。风湿免疫性疾病患者只有在专业科室、专业医师的规范诊疗下才能缓解病情，将致残致死率降到最低。风湿病是一类发病范围广，可累及各个年龄段的疾病。风湿病并非老年病，有些风湿性疾病多发于青壮年，如强直性脊柱炎，13~33岁的青少年患病风险高。如果出现关节肌肉疼痛、腰背部疼痛僵硬、化验血时出现血清学异常、免疫学检查异常，都可能提示罹患了风湿性疾病。而且大部分风湿性疾病都是慢性进展性疾病，是不能根治的，但大部分风湿性疾病都是可以控制的，就像控制高血压等慢性病一样。

（2）系统性红斑狼疮：系统性红斑狼疮是一种有多系统、多器官损害的慢性自身免疫性疾病，本质上是由于自身免疫系统攻击自身细胞而造成的病理损伤。目前系统性红斑狼疮尚不能完全治愈，但经过系统、规范的治疗可以使大多数患者达到长期缓解。具体病因及发病机制仍不明确，因此目前尚缺乏根治性药物，但是异常免疫炎症是系统性红斑狼疮的病理特征，遗传、感染、雌激素与系统性红斑狼疮发生有关。自从糖皮质激素和免疫抑制剂被应用于系统性红斑狼疮的治疗中，情况得到了极大的改善。随着医疗水平的提高与大量新药的研发，在系统、规范的治疗下，大多数患者的病情可长期处于稳定期、缓解期，系统性红斑狼疮患者的预后与存活率较过去相比已有显著提高，患者可以像正常人一样工作、生活。所以，系统性红斑狼疮虽然不能彻底治愈，但却可以控制病情不发作，长期病情缓解。但早期诊断和系统及规范化治疗是系统性红斑狼疮患者保持病情稳定的关键。

3. 部分病毒感染性疾病

病毒感染性疾病较常见的为自限性疾病，如普通感冒病毒（呼吸道合胞病毒等），甲肝病毒感染人体后，刺激机体免疫系统产生特异性抗体，中和病毒病激活补体，从而彻底杀灭病毒。但有些病毒刺激机体免疫系统产生的抗体，不足以将病毒彻底消灭，只能以减轻或控制症状为主。

（1）乙肝病毒：为什么其他肝炎病毒（丙肝、甲肝等）可以被治愈，而乙肝病毒为什么不能消灭掉？原因有：

①药物无法通过肝细胞核，药物对那些已经进入肝细胞核的 HBV 没有作用。

②乙肝病毒与肝细胞共存亡，除了躲进肝细胞核内，还与肝细胞核的核蛋白发生整合。发生 DNA 整合后的肝细胞即为异常肝细胞，这种异常细胞是发生肝硬化和形成肝癌的细胞基础。

③发生整合后的 HBV—DNA 一边具有病毒功能，可再次复制，使得异常肝细胞数量逐渐增加；另外一边还能保持正常肝细胞的完整结构和基本功能，不被吞噬细胞所识别。

④乙肝病毒会反复感染及出现变异等情况，这些令病毒产生耐药性，使治疗效果大打折扣甚至不起作用。因以上种种原因造成了乙肝病毒不能被彻底消灭、乙肝患者无法彻底治愈的局面。临床上"乙肝"分为乙肝病毒携带者、急性乙肝患者、慢性乙肝患者、乙肝肝硬化和肝癌的患者。乙肝携带者不需要治疗。急性乙肝肝炎患者，通过系统治疗可以达到彻底治愈。慢性乙型肝炎患者通过保肝对症治疗、抗病毒治疗，也大多数可以达到疾病的长期稳定，少数可以达到病毒学的转阴。但对于乙肝肝硬化以及肝癌的患者，只能尽最大努力控制并发症，减轻症状对症治疗，尽量延长患者的生命。

（2）艾滋病：这是一种受人类免疫缺乏病毒（又称艾滋病病毒，简称 HIV）感染后，引发的一种综合征。艾滋病本身不是一种疾病，而是一种综合征。本身并不会引发任何疾病，但它会破坏人体免疫系统。感染者的无症状期持续的时间可长可短，少则为两年，多的可达 20 年，这一时间的长短与感染途径密切相关。一般情况下，经血液感染为 4~5 年，性交感染为 11~13 年，如果一个感染者的无症状期能达到 13 年，就可以被称为"长期生存者"。

以目前的医疗水平，艾滋病只能被控制，不能被治愈。目前临床通

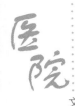
行的艾滋病治疗方法是"抗逆转录病毒疗法"，这种疗法可以把患者体内的病毒减少到与常人无异的程度，但是无法完全清除，一旦患者停止接受治疗，病毒就会重新疯狂复制。也就是说，艾滋病患者必须终身治疗，按时按量服药。

4. 晚期癌症的姑息治疗

恶性肿瘤就是人们常说的癌症，主要是以异常细胞的发展为特征，这些异常细胞分化和增值不受控制，并具有浸润和破坏正常人体组织的能力。癌症的发生是与多种因素有关的，大多数早期原发性癌变患者，可以通过手术治疗方式对病变部位进行整体或部位切除性治疗，从而到达消除病灶，降低癌症复发的目的。但是对于中、晚期癌变患者，治疗预后效果较难判断，一般只能达到延缓病症发展，减轻病症不良反应等作用。

晚期癌症的症状是多种多样的，癌症病人到了晚期会出现癌细胞往全身多处的淋巴结转移或者脏器的转移，体重明显下降、消瘦的症状，到了最晚期会出现身体的浮肿、腹水，出现呼吸、心跳加快，大部分病人会出现剧烈的癌痛，常需用强止痛药物（如吗啡、杜冷丁等）缓解疼痛。

癌症到了晚期，很多患者因为不能治愈，放弃回家。其实这是消极的错误做法，晚期癌症确实很难彻底治愈，但治疗与不治疗患者的生存期差别还是挺大的。晚期癌症的治疗目的不再是清除体内癌细胞取得彻底治愈，而是控制肿瘤生长让患者长时间带瘤生存，并且有较好的生存质量，这就叫姑息治疗。目前很多晚期癌症的姑息治疗策略都具有很好的疗效，晚期癌症患者能够像控制高血压、糖尿病那样控制癌症生长，生活能够自理，带瘤生存很长一段时间。总之，晚期癌症不仅有必要治疗而且部分晚期癌症患者治疗后能够长时间存活下来。

综上所述，目前没有最佳治疗方案的疾病不仅是以上几种，但是大部分疾病不难发现，无论是哪种不可治愈的疾病，通过正规有效地防治都可以使疾病得到很好的控制。所以，不要听信"神医"和"偏方"，只有做到早发现，早诊断，早治疗才能使疾病最大程度的缓解，得到最优的治疗。

（李萍）

第二节　警惕小症状是大病报警的信号

1.进行性的吞咽困难，可能是食管的求救信号

食管癌是生活中发病率较高的一种恶性肿瘤，中国为食管癌的高发国家，中国食管癌患者的发病率约占全世界食管癌患者的46.6%，已成为威胁人们健康与生命安全的重要疾病。研究报道，食管癌患者的 5 年生存率仅为15%~25%。食管癌患者发病后多可见进行性吞咽困难症状，先是难咽干的食物，继而是半流质食物，如面条、稀饭，最后水及唾液也难以咽下。因此，应尽早明确诊断，及时开展有效的治疗。

提醒：要预防食管癌的发生，尽量避免一些不良的生活饮食习惯，尽量避免吸烟饮酒，避免进食一些腌制的、烧烤的、熏制的食物等。同时在饮食习惯方面避免进食一些过热、过烫的食物，避免进食速度过快等，要注意营养的均衡，从而减少食管癌的发生概率。

2.反复出现胃胀、胃痛、食欲减退，可能是胃的求救信号

胃癌是最常见的消化系统恶性肿瘤之一，其发病率居世界恶性肿瘤第二位，我国胃癌发病率位居消化道恶性肿瘤之首。胃癌发生和发展是多步骤、多阶段进行的，从正常胃黏膜发展到胃癌，经历了炎症、肠化生、异型增生等多个步骤，为胃癌的早发现早诊治奠定了基础。目前，胃镜检查仍是筛查胃癌的主要方法。随着人们生活水平提高以及对自身健康的重视，胃镜检查逐步普及。

胃癌典型症状有哪些？胃癌的发生与幽门螺杆菌感染、环境和遗传，吸烟、饮酒、高盐饮食等多因素有关。胃癌早期可表现为：食欲不振、食量减少、胃部反酸、嗳气、恶心干呕、饭后胃胀等消化不良情况，这些症状类似于胃十二指肠溃疡或慢性胃炎的症状，无明显特殊性。胃癌会导致病人的消化道梗阻以及肠胃功能紊乱，饭后会产生饱胀感且有轻微恶心感，从而引发呕吐现象，食欲不振可能是胃癌的早期信号。

提醒：可通过饮食干预进行预防，增加新鲜水果和蔬菜的摄入以及限制盐和腌制食品的食用。生活方式的改变，作息时间规律，加强体育活动和限制吸烟、饮酒，也可以减少得病的风险。水果和蔬菜是维生素C、叶酸、类胡萝卜素的主要来源，它们可有一定的保护作用，可以延缓

胃癌的发展，抑制胃癌的发生。胃癌预防的另一种方法是通过根除幽门螺杆菌，可降低健康的、无症状的感染者的胃癌发病率。

3. 出现上腹部的疼痛，甚至伴黄疸，可能是胰腺的求救信号

疼痛是胰腺炎最常见的症状，严重影响生活质量。主要表现为上腹部的一种钝痛、尖锐痛或挥之不去的感觉，可以辐射到背部，常伴恶心、呕吐。常出现在进食后，或因进食而疼痛加重。

哪一类人容易患胰腺炎呢？胆道疾病、过度饮食、酗酒的人群占比例较高。

近些年来，伴随人们生活水平不断提高，因过度饮食而造成胰腺炎发生率逐渐升高，这是由于机体内主要消化液之一为胰腺液，突然暴饮暴食或长期过度饮食会使机体胰腺的承受负荷过大，导致急性胰腺炎。而胆道疾病会造成机体胰腺液阻滞，排液不顺畅。酗酒可经神经调节与胃肠道刺激使机体内胰酶分泌量升高，进而造成胰腺与胰酶比例失调，无法充分溶解胰酶等，胰酶沉淀而阻塞胰管导致胰腺炎。

提醒：应戒烟戒酒，合理饮食以降低胰腺炎发生率。积极治疗胆道疾病、高脂血症，肥胖患者应控制饮食、高度警惕预防胆道疾病。

4. 便秘、便血要小心，可能是结直肠的求救信号

结直肠癌是常见的消化道恶性肿瘤，是由不良饮食与生活习惯、遗传等因素引起的。有腹痛、便血、腹泻与便秘交替等症状，为中老年人群常见的消化道恶性肿瘤，发生率仅次于胃癌和食道癌。在我国常见因恶性肿瘤死亡中，结直肠癌患者在男性占第五位，女性占第六位。近二十年来结直肠癌的发病率在逐渐增加。同时，其发病年龄趋向老龄化。在西方发达国家，结直肠癌是仅次于肺癌的第二位恶性肿瘤。不同国家的发病率相差 60 倍。发病多在 60~70 岁，50 岁以下不到 20%。

提醒：预防需要从多个角度入手，生活习惯、日常饮食、健康作息、科学锻炼、定向筛查、常规体检都很重要。不同年龄、不同身体素质的患者，可根据个人情况做出定向预防。戒烟戒酒，避免刺激性辛辣食物的摄入，是预防结肠癌的有效方式。增加十字花科类食物的摄入量可降低结直肠癌风险，如卷心菜、绿菜花、白菜、青菜、甘蓝等。补充钙剂及维生素，适当锻炼身体，增强抵抗力。同时放松心情，保持心情愉悦

也十分重要。

5.经常性刺激性的干咳、痰中带血，可能是肺部的求救信号

我国肺癌的发病率和死亡率均居所有恶性肿瘤的首位，肺癌的发病率和死亡率居高不下，对人民的生命健康造成了威胁。发病人数的增加与诸多因素有关，包括电离辐射、吸烟、大气污染和车辆排放的尾气、遗传以及既往肺部慢性感染等，其次厨房油烟等因素也对健康构成了威胁，并且吸烟和空气污染是影响肺癌患者的前两位主要因素。由此可见，加强戒烟，控烟行动势在必行，加强空气污染的治理措施对于肺癌的预防至关重要。

如同时伴有咳嗽、咯痰、痰中带血、胸痛、声音嘶哑等症状则更应警惕肺癌的可能性，一旦影像学怀疑肺癌可能，应及时到医院就诊。

提醒：健康生活方式，戒烟是预防肺癌的重要措施，杜绝在公共场所吸烟。当室外空气质量优良时，应打开窗通风换气。当室外污染严重时，应紧闭门窗，防止污染物进入室内，室外空气情况好转时应及时打开门窗通风。在厨房使用强效的抽油烟机，尽量不用煤炭取暖做饭。饮食方面建议科学合理地平衡膳食，饮食应做到多样化，避免偏食，并提倡多食粗粮、杂粮，少吃精米和面制品，多吃富含胡萝卜素和维生素E的果蔬，需要注意的是应去除蔬菜中的农药和有毒塑料袋的影响。对特殊职业，如在辐射性矿区，应减少工人工作的时间，定期进行全面检查。

6.肉眼可见的血尿，可能是泌尿系统的求救信号

肉眼血尿，是指肉眼看到血样或呈洗肉水样尿。尿液中含有一定量的红细胞时称为血尿。肉眼血尿的颜色与出血量相关：鲜红色、粉红色至番茄酱色的血尿一般是新鲜动脉出血，暗红色至红葡萄酒色的血尿一般是静脉出血，深棕色至黑色的血尿中的血来源于泌尿系统陈旧血块的溶解。肉眼血尿最常见的原因是下尿路感染，尤其是来自膀胱的感染导致的血尿最为常见，其次需要考虑的原因是泌尿系统结石。老年患者中，泌尿系统肿瘤或良性的前列腺增生也可以导致血尿，其他因素还包括过度运动、使用阿司匹林或华法林等口服抗凝药物。体检中有症状的肉眼血尿伴腰痛或肾绞痛是泌尿系结石的典型表现，但无痛肉眼血尿可能与泌尿系统肿瘤有关。吸烟是泌尿系统恶性肿瘤，特别是尿路上皮

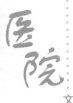
癌发生的首要危险因素。吸烟会使患膀胱癌的风险至少增加3倍，男性50%~66%的膀胱癌与吸烟有关，女性25%的膀胱癌与吸烟有关。大量接触染料、橡胶、纺织品、油漆、皮革和化学品的人群膀胱癌的患病风险也会增加。

提醒：平时养成多饮水习惯，少抽烟或不抽烟，少吃刺激性食物。积极治疗泌尿系统的炎症、结石等疾病。做好染料、橡胶、塑料等工具生产中的防护保健工作。在平时生活工作中，不能经常使膀胱高度充盈。感觉到尿意，即要去排尿，以减少尿液在膀胱存留的时间。注意劳逸结合，避免剧烈运动。总之，发现血尿，及早检查；确诊，及时治疗，一时难以确诊的，要到医院定期复查。

（胡琳）

第三节　急重难返的疾病症状

"发热吃点退烧药就好了""高血压别轻易吃降压药，吃上了就会产生依赖，一辈子服药""人感觉不舒服，休息几天，熬一熬就好了"生活中大家是否经常听到此类经验之谈，觉得一点小问题，不用就医，或觉得可以等一等，晚点就医没关系，也有人根据其他病友的经验，买点药先吃吃看，或害怕查出问题不敢就医，这些情况最后都导致病情加重，诊治困难。有些常见症状容易发展为重病，需要尽早就医，规范治疗。

1.发热

发热是最容易碰到的症状之一，感冒发热最为常见，人们常常自己先买点消炎药、感冒药、退热药吃，有些确实好了，有些却因此延误治疗时机，病情加重。发热原因很多，大体可分为感染性发热和非感染性发热。感染性发热包括病毒性感染、细菌性感染及其他病原微生物感染，有些病毒性感染如感冒具有自限性，对症治疗后能自行好转，也有些病毒性感染可诱发器官功能损害，需要积极就医治疗，细菌及其他病原微生物感染没有自限性，延误治疗往往导致感染加重，治疗困难危及生命。非感染性发热常见免疫性疾病、肿瘤性疾病、血液系统疾病、理化性疾病等，此类发热原因往往病情较重，需去医院就诊。明确诊断，再行观察。

2.消化道症状

常见消化道症状包括腹痛、腹泻、恶心、呕吐等，人们常认为是吃坏东西，延误就诊。吃坏东西、胃肠炎确实是消化道症状较常见原因，症状轻微，简单处理就能缓解，如症状严重可导致脱水、肠道感染扩散、电解质代谢紊乱等全身性疾患，亦应早期就诊，防止病情进展。消化道症状也常见于一些严重消化道疾病，如肠梗阻、肠穿孔、肠系膜扭转、肠系膜血管栓塞、出血坏死性肠炎、阑尾炎、胰腺炎、胆囊及胆管结石、肿瘤性疾病等，如未及时就诊、正确诊断、紧急救治，往往危及生命。

3.胸痛

胸痛是一种常见而又能危及生命的病症，造成胸痛的原因复杂多样，常见原因：

（1）胸壁疾病：肌炎、肋软骨炎、肋间神经炎、肋骨骨折等；

（2）呼吸系统疾病：胸膜炎、胸膜肿瘤、气胸、肺炎、肺癌等；

（3）心血管疾病：心绞痛、急性心肌梗死、心肌炎、急性心包炎、夹层动脉瘤、肺梗塞、心脏神经官能症等；

（4）纵隔疾病：纵隔炎、纵隔脓肿、纵隔肿瘤、食管炎、食管裂孔疝、食管癌等；

（5）其他：膈下脓肿、肝脓肿、脾梗塞等。其中急性冠脉综合征（ACS）、主动脉夹层、肺栓塞（PE）、张力性气胸为致命性胸痛，ACS在这些严重危及生命的疾病中所占比例最高，心肌梗死（AMI）的误诊率在3%~5%，主动脉夹层动脉瘤的发病率约（0.5~1.0）/10万人，如果误诊其死亡率超过90%。一过性胸痛及发作性胸痛往往因持续时间短或不剧烈，容易被人们忽视，延误高危致命性胸痛的早期识别，最终导致难于救治。如有胸痛症状均应及时就诊。

4.呼吸道症状

包括咳嗽、咳痰、咯血、胸闷、呼吸困难等，上呼吸道感染常表现为鼻塞流涕、咽痛、咳嗽咳痰等症状，症状轻微仅需对症治疗，如咳嗽咳痰症状较重，伴有发热、咯血等情况，应警惕肺部疾患，如肺部感染、支气管扩张、肺部肿瘤等，应及时就诊，完善检查，明确诊断，以免延误治疗，出现胸闷、呼吸困难提示病情严重，应注意合并呼吸衰竭或心

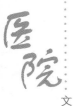

力衰竭情况，需紧急救治。

5. 头痛

头痛是临床常见的症状，头痛病因繁多，神经痛、颅内感染、颅内占位病变、脑血管疾病、颅外头面部疾病，以及全身疾病如急性感染、中毒等均可导致头痛。以神经性头痛、血管张力性头痛及肌肉紧缩性头痛多见，多以对症治疗为主。但其中脑血管病、颅内感染性疾病、颅内占位性病变、全身性疾病等所致头痛往往病情危重，应及时诊断，早期救治。所以，建议朋友们对于头痛症状不要掉以轻心。

6. 慢性疾病

慢性病的早期诊断、积极干预、规则管理、防止并发症的出现就显得尤为重要。常见慢性病为高血压、糖尿病、高脂血症、慢性肝炎、慢性肾炎、冠心病、慢性阻塞性肺疾病等。

高血压患者应正确认识高血压病，积极面对，按专科医生建议规范治疗，改变"降压药会产生依赖性"的错误认识，积极控制血压致130/80mmHg 以下，同时合并有糖尿病、高血脂、吸烟等其他风险因素时，尽量控制至 120/70mmHg，控制高血压诱发因素，适当运动减肥，防止高血压脑病、肾病、心血管病等并发症的出现。

糖尿病患者应严格糖尿病饮食，规范使用降糖药物，按医疗原则选用胰岛素治疗，控制血糖至目标范围，防止糖尿病酮症酸中毒、乳酸酸中毒、高渗昏迷等急性并发症，避免糖尿病肾病、糖尿病神经病变、糖尿病足等并发症的出现。

慢性肝炎或乙肝病毒携带者应定期监测病毒载量、肝功能、肝脏 B 超等，需要药物干预时积极治疗，忌酒、忌油腻、不熬夜、防止过度疲劳，避免进展为肝硬化、肝癌、甚至肝功能衰竭。

慢性阻塞性肺病是一种以不完全可逆的气流受限为特征的慢性气道炎症性疾病，呈进行性发展，需要长期维持治疗。慢阻肺无法治愈，但可防可治。长期药物治疗可预防和控制症状，减少急性加重的频率和严重程度，提高运动耐力和生命质量。

慢性疾病早期可能无任何症状，人们往往存在不重视、怕面对情况，延误就诊，耽误规则治疗及管理，导致并发症的出现，积重难返，最终难以治疗。

（李萍）

第四节　胃肠道癌症早期自我发现的知识

胃肠道癌症是最常见肿瘤之一，在我国属于高发癌肿胃肠道癌症发病群体由中老年人向年轻人发展的趋势。虽然目前治疗手段及水平越来越高，治愈率也不断提高，但仍有很大一部分患者不能痊愈，早期癌肿常常较为隐匿，易被人们所忽视，一旦发现大部分就是中晚期患者，严重危及人们的健康甚至生命。世界卫生组织提出：1/3 的癌症可以预防，1/3 的癌症早诊断可治愈。如何做到早发现，早治疗呢？

1.病因分析

了解胃肠道癌症的发病原因。尽管目前世界的科技水平还没有完全弄清楚确切发病机制，检查水平虽然已到基因检测地步。总结的原因来自两个方面：遗传因素和环境因素。

遗传因素：肿瘤的发病具有家族聚集倾向，就是基因遗传倾向。这种遗传因素，不像有些遗传病，父辈患病子女一定患病，只是子女患病的风险比普通人要高。胃癌具有明显的家族聚集倾向，家族发病率高于普通人群 2~3 倍。比较著名的如拿破仑家族，他的祖父、父亲以及三个妹妹都因胃癌去世，整个家族包括他本人在内共有 7 人患了胃癌。癌症的家族遗传现象，目前认为可能由染色体畸变引起，这种染色体畸变有时会遗传给后代，但这种遗传并不是直接的癌症遗传，而是个体易发生癌症的倾向。当机体免疫功能低下或有缺陷时，可增加对胃癌的易感性，不能及时把突变细胞消灭在萌芽阶段，导致胃癌发生。

遗传因素，先天性的，改变不了自己的出身。那么，如果家族里有血缘关系的亲属罹患胃癌或肠癌，自己就要警惕：一旦有消化道不适，提高警惕，及时就医。必要时行胃镜及结肠镜检查，这是早期发现的最关键一环。

环境因素：大环境是大气污染、饮食饮水污染、农药化肥的广泛应用、激素抗生素的滥用直接导致各种癌肿的高发。

小环境是个人饮食不良习惯：烧烤、腌制品等。胃肠道癌症以胃癌

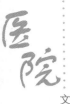
及结直肠癌最为常见。

2.早期胃癌

早期胃癌是指癌组织限于胃黏膜层及黏膜下层，不论其范围大小和有否淋巴结转移。早期胃癌多无症状，有时临床表现为上腹隐痛、腹胀、食欲不振等。胃低张力双重对比造影的 X 线检查及胃镜检查对发现早期胃癌具有很大的价值。早期胃癌患者手术（或内镜下切除）后 5 年生存率可达 90%~95%，对于病变局限于黏膜内的早期胃癌效果更好。不良生活方式、消化道癌家族史、胃溃疡、胃息肉、慢性萎缩性胃炎、幽门螺杆菌感染、高盐饮食、亚硝酸盐添加剂、霉变食物（含有黄曲霉、杂色曲霉等）、烟熏、烧烤、油炸类食物等均是胃癌的危险因素。

早期胃癌往往无临床症状，部分患者可出现上腹不适，胀满、食欲下降等。随着肿瘤进展，症状逐渐显现。主要依靠无症状筛查发现高危个体；如有胃部疼痛加剧、发作频繁、胃部灼热、不明原因贫血等，则需警惕胃癌。对于有上腹部症状者进行钡餐造影可发现病变，但是确诊需要胃镜及活检组织病理学检查。早期胃癌的治疗方法主要分为内镜下治疗和手术治疗两大类。内镜下治疗包括：内镜下黏膜切除术（EMR）及内镜黏膜下剥离术（ESD）；采取根治性手术治疗疗效较好，术后 5 年生存率达 90% 以上。

3.早期结直肠癌

早期结直肠癌是指癌细胞穿透结直肠黏膜肌层浸润至黏膜下层，但未累及固有肌层，无论有无淋巴结转移。随着人民生活水平的不断提高，饮食习惯和饮食结构的改变以及人口老龄化，我国结直肠癌的发病率和死亡率均保持上升趋势，大多数患者发现时已属于中晚期。原因与饮食结构不当、肥胖，长期便秘，慢性结肠炎，缺乏锻炼等有关。饮食是引发直肠癌的重要因素之一。因此，一定要对饮食多加注意。饮食尽量以清淡、易消化为主，宜多食富含蛋白质、低脂肪、多维生素的食物，以促进新陈代谢，增强免疫力。

有许多早期患者并无明显症状，与早期胃癌及大多癌症类似，发现即为中晚期，一旦有以下症状需谨慎！

（1）排便习惯改变：比较多见的是排便次数增多，或是排便频繁而无粪便排出的假性腹泻。有的时候可以是大便秘结，有的时候是便秘与腹泻交替出现，同时还可伴有肛门不适或是肛门下坠感。

（2）大便带血：量一般不多，呈鲜红色或稍暗红色，随大便而下或是便后而下，有时是呈间歇性便血，当然也有大量便血的，常伴有黏液。大便带血较轻时仅见大便潜血试验阳性，大便带血较重时可见黏液血便、黏液脓血便或纯血便。

（3）大便变形：大便性状发生异常时因直肠癌的病变类型不同而不同，可以呈扁带形、细杆形或凹横形，冻状或是水样。

（4）这些症状如果出现常提示癌症可能已进入中晚期，如腹痛或腹部不适、腹部肿块、肠梗阻、贫血及全身症状：如消瘦、乏力、低热。

结直肠癌通常通过直肠镜和乙状结肠镜辅助诊断（禁忌症除外），结肠钡剂灌肠检查、B超、CT、MRI等影像学检查也是辅助诊断的方式，PET—CT不推荐常规使用，但对于常规检查无法明确的转移复发病灶可作为有效的辅助检查。结肠癌应当主要与以下疾病进行鉴别：溃疡性结肠炎、阑尾炎、肠结核、结肠息肉、血吸虫性肉芽肿、阿米巴肉芽肿。直肠癌应当主要与以下疾病进行鉴别：痔、肛瘘、阿米巴肠炎、直肠息肉。

早期结直肠癌多采取外科手术治疗，内科治疗中的新辅助治疗目的在于提高手术切除率，提高保肛率，延长患者无病生存期。推荐新辅助放化疗仅适用于距肛门<12cm的直肠癌。除结肠癌肝转移外，不推荐结肠癌患者术前行新辅助治疗。根据疾病整体情况酌情运用放化疗技术作为辅助治疗。

提醒：

①合理的饮食、健康的生活方式可以有很大可能去避免肿瘤的发生。培养良好的生活习惯，改善饮食结构，锻炼身体，可以降低罹患消化道肿瘤的发生风险。

②有家族史和既往消化道疾病史，例如有结直肠息肉切除术、胃溃疡胃部分切除、慢性胃溃疡、Barret食管炎病史，要定期大便潜血和胃肠镜，如果第一次检查没有发现什么问题，以后可每隔两三年检查一次。肠癌从一个正常的组织变成息肉再变成癌需要十几、二十年的时间。如

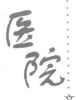
果一直不关注，不做健康体检，胃肠道的某些溃疡或息肉等将成为身体里的定时炸弹；息肉把它切掉，大概率就不会发生癌症。对于没有家族病史的普通人，如果有消化道不适，最好及时就诊。现在散发的消化道肿瘤也越来越多。另外，定期的健康体检就可以早期发现肿瘤。消化道肿瘤总体来说性质比较温和，早中期患者，目前绝大多数都能治愈。

（徐亮）

第十一章
基层看病：提升质量转变理念

导语

　　长期以来，我国医疗体系普遍存在着"大医院人满为患、基层医疗机构却门可罗雀"的现象，这严重阻碍了我国医疗卫生事业的健康发展。而自从新型冠状病毒肺炎感染以来，这种现象更是越发明显，各自怨言和负面报道如排山倒海般涌现出来，给本来不堪重负的医疗机构增加了更大的压力，作为医务人员更多时候需要去反思。是什么原因导致这种不合理的就医模式的呢？

　　作为医院医生要提高质量，作为患者与家属要转变就医理念。

第一节　资源重新分布，患者再度聚集

　　为了改善这种不合理的就诊模式，国务院办公厅在 2015 年 9 月 8 日就曾发布了《国务院办公厅关于推进分级诊疗制度建设的指导意见》，意见中提出"到 2020 年，基层首诊、双向转诊、急慢分治、上下联动的分级诊疗模式"的目标，从而构建了"大病不出县，小病不出乡"的宏伟蓝图，不难看出分级诊疗的今后的发展趋势不容置疑，这种紧密型医联体的上下联动、双向转诊模式更是值得去推广。但具体实施中却举步维艰，乡镇卫生院、社区卫生服务机构就诊人数很少，在偏远的乡镇卫生

院几乎没有患者前去就诊。医疗卫生机构主要集中于主城区，门诊病人主要集中在市、区级公立医院内。医联体的出现，医疗资源重新分布，患者再度聚集，存在新的"看病难，看病贵"风险，我国医疗现状面临严重的资源过度利用和闲置浪费现象仍然持续存在，究其原因，主要有以下几个方面：

1. 基层首诊落实困难

随着生活水平的提高，老百姓对健康尤其重视，因此在就诊的选择上，往往存在首诊不"首"现象，患者受习惯性、高期望值的驱使，往往盲目去选择大医院而不愿去社区医院就诊，认为得了病只有去大医院、找名医看诊才放心。而疫情之下的社区、乡镇医院疲于疫情防控，更是加剧了这种现象的蔓延。虽然政府部门在引导居民就诊上做了大量工作，如在城镇居民基本医疗保险、新农村合作医疗保险、城镇居民基本医疗保险门诊统筹相关费用的核销上，引导患者在基层就医。但由于种种原因，效果并不理想，患者依然选择去大医院就诊，使得基础大量的卫生资源如设施、人力等得不到充分利用而闲置，而大医院仍然人满为患，一床难求。

2. 双向转诊机制仍然不够健全，上下联动缺乏动力

即使基层医疗卫生机构与上一级医院建立了上下转诊机制，但大部分地区之间没有建立双向转诊网络平台，医疗信息不通畅，资源难以整合；社区、乡镇医院重心在公共卫生、疫情防控上，基础医疗难以开展，这也为下转增加了堵点，久而久之，双向转诊难以落实。

3. 医疗资源的配置不合理，医疗资源、高端人才过分集中，尤其是北上广深一线城市以及省级三甲医院优势更加明显

基层医院基础设施相对落后、医务人才缺乏、诊疗条件差、技术力量薄弱，大多数基层医疗卫生机构仍然在痛苦的边缘上挣扎，因此患者的认可度低、对居民缺乏吸引力，导致患者更易于直接选择大医院就诊，而不选择小医院就诊。

4. 交通的便利，加剧了病人的外流

伴随着经济的高速发展，人与人的交流更加顺畅了，出行也更加便捷了。就拿我的城市上饶而言，它位于江西东北部，紧邻浙江、上海，

自古素有"八方通衢""豫章第一门户"的美誉，交通线发达，高速、铁路、飞机应有尽有，到南昌 1h，到浙江、上海 3h 之内，发达的交通网，为患者的外流提供了便利。

　　一场疫情，对于原本就不堪重负的大三甲医院更是雪上加霜，病人更多、防控更难、风险更大。对于患者来说是苦不堪言，交通堵了、挂号难了、就诊手续复杂了。这些人中，有那么一群特殊的患者，对他们的影响无疑是最大的，那就是一群奔波在抗癌之路上的癌症患者们。众所周知，伴随着工业化的脚步的加快、大气的污染、生活节奏和饮食习惯的改变等诸多因素的影响下，恶性肿瘤发病率逐年的提升，目前已然成为我国继心脑血管之后的第二大杀手。新确诊的病例当中，大部分已属晚期，根治的机会微乎其微，因此需要接受长期化疗、放疗、免疫等抗肿瘤治疗，这场疫情的到来，无疑是对他们治疗的连续性及时性有很大的影响。一位县级医院肿瘤科的医生对疫情的防控自然表示理解与支持，同时对患者又十分同情，更多的是无奈与心酸。他常想，为何一些基层患者总是舍近求远，哪怕千难万阻也要去大医院求医呢？难道真的是因为基层医疗水平的原因吗？其实不然，医疗资源下沉，既有人才，也有设备。县区级的三级综合医院，早已成立了肿瘤科，常见肿瘤的治疗目前已经非常成熟。而患者却选择了外出就医，这种舍近求远、盲目追崇大医院就医的，无疑是作茧自缚，自寻麻烦。

　　前不久，他经历了一件事：老家有个朋友找她看诊，很着急地说："黄医生，我最近发现乳腺长了个包块，你能否帮我联系一下上海或者省里医院的专家看一下？"，他看过她的彩超报告，初步考虑是个乳腺纤维瘤，因此心平气和的告诉她："你别紧张，我也是肿瘤科医师，根据目前的彩超检查，初步考虑是个良性肿瘤，你可以先到我们医院进一步检查，明确诊断后再决定下一步的治疗，这类疾病我们医院是完全有能力治疗"。但患者最终没有采纳他的意见，想方设法去了上海，后来诊断是乳腺纤维瘤，在上海某医院做了手术，术后刚好赶上疫情被封控在上海。这心酸只有自己能体会。前不久，他还接诊了一个患者，彩超提示肝脏多发占位，甲胎蛋白异常升高，进一步到医院穿刺活检提示"肝细胞肝癌"，诊断考虑肝癌晚期，对于无法手术的晚期肝癌，目前的治疗手

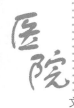

段有限，主要采用介入、靶向、免疫等姑息性治疗，告诉他家属病情后，建议在本院接受介入治疗，但患者拒绝，后来转诊至浙江某一家大三甲医院，等待了将近半个多月的时间，在该院接受了介入＋免疫治疗。而更巧的是，由于疫情原因，患者无法再次回到该院接受周期性免疫治疗，后来没办法他又回头找到他："黄医生，你医院有替雷利珠单抗这个药吗？"，他看完他的病历后告诉他："你所做的治疗也是我之前告诉过你的，目前我们医院都可以做，而且费用更低，替雷利珠单抗目前也是临床上常用的一种免疫治疗药物，可以来院治疗"。后来他在我们医院接受了治疗，同样的治疗，却享受了更廉洁、便捷的服务。当然，透过这两个病例，他表达的不解、不惑该怎样向患者解释说明或证明呢？对目前患者选择这样的就诊方式，基层医院有基层医生还需要做点什么呢？ 能解决这个理念的难题吗？

纵观整个疫情防控期间，大医院患者依然门庭若市，而基层医疗机构在疫情面前却显得手足无措，大医院的虹吸效应造成基层医疗机构服务能力不足和患者的信赖度不高，并造成大医院随时处于"战时状态"。加强"基层首诊、双向转诊、急慢分治、上下联动"等相关政策措施的建设刻不容缓。

第二节　加强基础医疗建设是解决"看病难"的首选

具体措施建议如下：

（1）充分发挥政府的主导作用，加强基础医疗建设。我国"看病难"的主要症结，不是大医院的接诊能力不足，而是基层医疗机构的接诊能力欠缺。"看病难，看病贵"，主要体现在大医院，而非基层。因此，政府要在统筹规划管理的基础上，合理配置卫生资源，健全社区卫生服务管理机制，加大对社区卫生服务机构的投入和建设力度，不断提升其硬件建设和服务能力。要引导病人到社区医院首诊，社区医院解决不了的病再向二级医院、三级医院分流，逐步减少三级医院普通门诊量，使三级医院专心致力于疑难病例和科研攻关等。要理顺医联体内部利益分配，加大政府对基层医院的财政投入，不断提升基层医疗卫生机构的医疗保障水平，用实力赢得患者信任。根据各级各类医疗机构诊疗服务的功能定位，让基层医疗机构真正具备医治群众常见病、多发病的能力，特别是要通过各种配套措施，综合运用政策、资金等手段，引导优质的医疗资源下沉，真正提高基层医疗卫生机构的服务能力。只有基层医疗卫生机构的服务水平上去了，误诊率、事故率大幅度降低，群众才会放心满意，才会愿意优先选择到基层医疗卫生机构就医。

（2）充分发挥公立医院绩效考核指挥棒作用，合理利用等级医院评审手段，合理配置医疗资源、杜绝盲目扩张，减少医院与医院之间为抢夺资源的恶性竞争。基础医院要提升慢病、康复领域的诊疗水平，区县级医院要大力提升常见疾病的医疗诊疗技术、培养优秀医疗团队，真正做到大病不限。省级以上医院要充分发挥区域医疗中心引领作用，重点解决疑难、重症疾病，重点开展临床研究。

（3）国家要加大相关政策的配套和支持力度。有关部门在城镇居民医疗保险、新农村合作医疗保险、特殊人群救助等扶助政策上要挖掘潜力，合理引导患者到基层就医，真正实现"健康进家庭、小病在基层、大病到医院、康复回基层"的新格局。

（4）加强医联体建设，加大对口支援力度，制定完善的分级转诊制度，健全双向转诊的网络，打通双向转诊最后一公里。对口帮扶医院要将优势医疗技术下层到对口支援及医联体医院，真正做到"传帮带"的作用，助力基础医院的发展。基础医院要积极与上级医院联动，利用远程会诊解决基层百姓迫切的就医需求。医联体医院要建立通畅的转诊平台，遇到复杂疑难重症，能及时转诊到上一级医院进行治疗，而对于病情稳定的患者及时下转至县区级医院就诊，对于普通慢病、需要长期康复治疗的患者，及时下转至社区及乡镇医院，真正做到双向转诊、资源共享。

（5）加大中基层医院人才的培训。当前，我国基层医疗机构人才短缺、普遍素质不高、医务人员资源严重失衡，严重制约社区城镇人口的身心健康发展。对此应重视中基层医务人员专业知识和操作技能的深层次培养教育；完善优秀人才引进政策，在收入、职称、编制、基本医疗保险和养老问题等方面协调统筹考虑。鼓励大批的合格的全科医生充实到基层中去，全力提升基层医疗卫生机构的服务能力，彻底扭转全社会

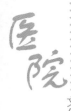
对基层医疗卫生机构的偏见。

当然，除了医疗结构和医院发展的不合理外，患者的就医选择也是加重大医院就医难的重要砝码。众所周知，生病就医是每个人都回避不了的平常事。生病了到大医院找大专家，是相当多患者就医时的"习惯性选择"，这也是造成大医院人满为患、看病难的重要原因。科学就医的第一步，首先就应该是"走对门"，找到最适合自己的医院。如何充分利用有限的医疗资源，尽快看上病、看好病，这就需要学会科学就医，本人作为一名基层的肿瘤科医生，有义务给大家提几点建议。

第三节　学会科学就医是解决"看病难"的又一妙招

首先：要根据疾病选择合适医院级别就诊。按照我国现行的等级医院管理标准，医院分为一级、二级和三级，各级别中又分为甲等、乙等两个等级，不同层级和等级医院各有不同的功能定位和服务特点。通常所说的三甲医院也就是代表该区域最好的医院之一，因此如果你对此有所了解，也就可以"按病索骥"，选择到适合自己就医需求的医院。

1.一级医院

城市的社区卫生服务中心、农村的乡镇卫生院则大多数为是最基层的一级医院。一级医院主要是为公众提供常见病、多发病诊治，慢病管理，居家康复等医疗服务以及疫苗接种、健康体检等公共卫生服务。作为最基层的医院，往往使用的大部分是"基药"，药品费用低、报销比例高，因此作为家门口的医院，便捷的同时可以享受廉洁的医疗服务。

2.二级医院

二级医院作为地区性医疗中心，主要包括区县级的综合医院和专科医院。可以为患者提供重大疾病的后续康复治疗，以及常见病、多发病的诊治。伴随着医改的推进，2019年国家卫健委曾发文就明确提出，要将500家县级医院和500家县级中医院升级成为三级医院，这无疑给县区级医院注入了强心剂，目前大部分区医院已经上升为三级医院，因此科室设置、检查设备、药品配备上与省市三甲医院相差不大。如上饶市广信区人民医院就是广信区域内集医疗、急救、教学、科研、预防、保健为一体的三级综合公立性医院，医院基础设施完善，医疗力量雄厚，特色专科突出，设备条件优越，目前医院正积极的创建三级甲等医院，通过以评促建、以评促改、以评促进，医院的医疗水平和医疗质量有了大的提升。医院还重点打造了县域胸痛中心、卒中中心、产科急救中心、创伤中心、儿科急救中心、上消化道出血绿色通道等。同时还与南昌大学第一附属医院、南昌大学第二附属医院等省级医院建立了协作关系，可利用互联网进行远程会诊，遇到疑难重病能够及时上转治疗。医院的彩超、CT、MRI等各项检查都基本上能当天拿到检查结果，大大缩短了住院的等候时间。尤其疫情防控期间，真正做到非必要不出区，即满足了疫情防控的要求，又更便捷地接受到优质的诊疗。

3. 三级医院

最为公众所熟知的三级医院大部分是省市以上层级的医院，是医疗技术、人才力量最强的医疗机构，主要解决疑难危重症。这类医院综合实力较强，重点专科优势突出，各学科专家云集，是复杂疑难病症患者的不二之选。如南昌大学第一附属医院、南昌大学第二附属医院、复旦大学附属肿瘤医院、复旦大学中山医院等。

看常见病不必贪大求洋。据不完全统计，到大医院就诊的患者中，有相当一部分是常见病、慢性病、重大疾病急性期后康复治疗的患者和初诊病人，其实这部分病人完全可以在县区级医院或社区医院就诊。肿瘤、关节置换、心脏搭桥等重大手术后的患者可以从三级医院转到二级医院进行后续的住院治疗。一些在三级医院住不上院，又需要手术的非疑难重症患者，也可以选择二级医院就诊。对于稳定的慢性病（如高血压、冠心病、糖尿病等）以及需要长期康复治疗的患者则可以选择到社区医院治疗，如病情发生变化，可向上级医院转诊。

选对医生很重要。对于到三级医院就诊的患者，不一定首选高级别专家。患者初次就诊可以选择主治医师、副高级别医生，医生会根据病情决定是否需转诊给更高级别医师，三级医院各专业分科更细，不同专业方向之间也都有转诊机制。就诊前最好了解医院的基本就医流程，提前预约，完善相关检查，减少盲目就医。

做好功课少跑冤枉路。目前全国大大小小的医院林林总总，水平也参差不齐，不仅级别不同，科室特色、专家所长也各不相同，如果就医前对这些有所了解，做好功课，可以避免就医时走冤枉路。尤其是后疫情时代，你更要提前了解该地区以及该医院的防控措施，提前做好预约诊疗，准备好相关的病史资料，做到有的放矢。

　　总之，疫情的冲击不仅给老百姓就医道路增添了不少的阻力，也给医疗结构带来了更加长远而又深刻的影响，它必将促进整个医疗卫生体制的更加全面的变革。因此，只有更加全面、更加深入、更加具体的推进分级诊疗，才能真正做到大病不出县，小病不出乡。老百姓在就医选择上，也要更加客观、理性，才不会让就医的道路堵上加堵。

（黄林旗）

下篇 保健之路

保健似乎好神秘，但其实很简单。保健就是通过各种保健的方法来增强机体体质、预防各种疾病、保养各个器官等来延长患者的寿命；保健的方法有很多，有体育锻炼方法，可以进行游泳、慢跑、做俯卧撑、拉伸运动等；有食疗方法，饮食以清淡、易消化为主，合理膳食，遵循高蛋白、低脂肪饮食；也可以选择针灸、按摩、推拿、拔罐等进行保健。一句话概括，就是通过锻炼和饮食来增强体质，预防疾病，从而达到延年益寿的效果。养有保养、补养、调养的意思。生这里是指生命、生存、生长的意思。通过适度的运动，加上外在的护理方法，让身体机能及外在皮肤得以休息，休养生息，恢复应有的机能。保健还要做到心情愉悦，心胸豁达，通过对自身的道德和素质的修炼和提升，让身心得到一种敬仰与修为，从而达到保健的目的。

中医保健是指在中医理论的指导下，通过饮食起居、精神调理、中药、针灸、推拿、拔罐等多种方法，起到增强体质、预防疾病的各种保健措施的一种统称，以达到延年益寿的目的。中医保健中有一个重要的概念，就是中医治未病。《黄帝内经》中提出"不治已病治未病"，这个治就是指治理、管理的意思，治未病就是指通过适当的手段预防、防止疾病的发生和发展。《黄帝内经》中提出来一条保健的总则就是"法于阴阳，和于术数"，也就是说人的所有活动都要符合和遵从大自然的规律。

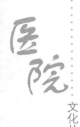

第一章

保健文化：中国的特色与民间保健的误区

导语

　　人生在世，一个永恒的话题就是实现人生价值，享受人生的美好。在通往美好生活的路上，如果健康一辈子就可以一往无前，享受人生，笑到最后；如果身体有疾，就要走上就医之路，用药物驱走疾病。在与疾病斗争的同时，为实现人生价值而奋进；有的人为了终身无疾，长寿百岁开始了保健之路。自古就有秦始皇寻找长生不老药的故事流传至今。保健这个话题有千年的历史。从理论上讲，称为"保健之道"；从方法上论述，称为"保健之术"；简单地说，就是养好身体，不生病、少生病。所谓保健，离不开心理、运动、饮食结构三个方面。保健的目的就是活着，活好。

第一节　百花齐放的中国保健文化

　　现在大多数学者认为论述保健最早的文献是《庄子·养生主》，主要内容是保健的要领。庄子认为，保健之道重在顺应自然，忘却情感，不为外物所滞。

　　"吾生也有涯，而知也无涯。以有涯随无涯，殆已！已而为知者，殆而已矣！为善无近名，为恶无近刑；缘督以为经，可以保身，可以全生，可以养亲，可以尽年。"

【译文】人们的生命是有限的，而知识却是无限的。以有限的生命去追求无限的知识，势必体乏神伤，既然如此还在不停地追求知识，那可真是十分危险的了！做了世人所谓的善事却不去贪图名声，做了世人所谓的恶事却不至于面对刑戮的屈辱。遵从自然的中正之路并把它作为顺应事物的常法，这就可以护卫自身，就可以保全天性，就可以不给父母留下忧患，就可以终享天年。

"可以尽年"是总纲，指出保健最重要的是要做到"缘督以为经"，即秉承事物中虚之道，顺应自然的变化与发展。达到"保身""全生""养亲""尽年"的目的。春秋战国时期的《黄帝内经》中提到："圣人不治已病，治未病；不治已乱，治未乱……"也就是说，在没病的时候要预防疾病的发生，若已经得病则应尽早治疗，阻断疾病的发展。保健的人一般先处理没有发生的病，或是体内潜伏的患病因素，希望通过保健驱除隐患。也就是今天提倡的"预防为主""增加或提高抵抗力"。于是，"保健"为皇帝所青睐，为达贵官人所追求，为平民百姓所喜爱。"有了市场，就有了资本"。派门纷出，各有其说。汉荀悦《申鉴·政体》："故在上者，先丰民财以定其志，帝耕籍田，后桑蚕宫，国无游民，野无荒业，财不虚用，力不妄加，以周民事，是谓保健。"唐韩愈《与李翱书》："仆之家本穷空，重遇攻劫，衣服无所得，保健之具无所有。"田北湖《论文章源流》："夫鸟兽杂处，角力以保健。"宋陆游《斋居纪事》："食罢，行五十七步，然后解襟裦带，低枕少卧，此保健最急事也。"清袁枚《随园诗话》卷二："同年储梅夫宗丞，能保健，七十而有婴儿之色。"《孟子·离娄下》："保健者不足以当大事，惟送死可以当大事。"焦循《孟子正义》："孝子事亲致养，未足以为大事，送终加礼，则为能奉大事也。"汉董仲舒《春秋繁露·五行之义》："圣人知之，故多其爱而少严，厚保健而谨送终，就天之制也。"清百一居士《壶天录》卷上："送死保健，立后继绝。"《史记·日者列传》："而以义置数十百钱，病者或以愈，且死或以生，患或以免，事或以成，嫁子娶妇或以保健：此之为德，岂直数十百钱哉！"

道家保健要诀是"甘其食，美其眠，安其居，乐其俗"，体现了"天

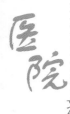

人合一"的思想。

佛教讲究保健先养心。一念愚即般若绝,一念智即般若生 。时时自觉,念念自知,事事心安,天天惬意。 惠能的《菩提偈》中提到:"菩提并无树,明镜亦非台。本来无一物,何处惹尘埃!"

鲁迅《集外集拾遗补编·娘儿们也不行》:"'保健'得太多了,就有人满之患。"各有所得,各有己见。

我国传统保健之道是"清调补":清理脾胃肠道;调节气血阴阳;补充营养不足;从而达到预防保健的目的。健康是长寿的基础,中医认为人体是一个有机的整体,阴阳平衡的失调会影响脏腑功能紊乱,如果有一个脏器受损,其他的脏器都会受到影响,从而导致人体平衡的失调。清理体内不利因素,调节平衡、补充营养,正所谓"正气存内,邪不可干",正气是指人体正常的功能活动和抗病能力,而邪气是指各种致病因素,当病邪作用于人体,正气奋力抗邪,引起邪正相争,破坏了人体的阴阳平衡或使脏腑功能失常,气血运行紊乱,而产生一系列的病理变化,若正气强盛,邪气消退,则疾病趋于好转、痊愈。若正气虚弱,邪气强盛,则疾病日趋严重,甚至恶化、衰亡。中国传统保健文化有着数千年的历史,这是一个疾病与健康搏斗的过程。据 1996 年第 5 期《生命与灾祸》记载:夏朝时人们的平均寿命仅为 18 岁,汉朝 22 岁,唐朝 27 岁,宋朝 30 岁,清朝 33 岁,到了民国 35 岁,当下中国人均寿命为 77 岁。城乡居民人均预期寿命从新中国成立初期的 35 岁提高到 2018 年的 77 岁,男性平均寿命为 73.64 岁,女性平均寿命为 79.43 岁。

孔子曰:"三十而立,四十而不惑,五十而知天命,六十而耳顺,七十而从心所欲,不逾矩。"从古人对年龄的称谓,也可以看出古人七十岁便可称为高龄了。中国人在与疾病斗争中,寿命的延长见证了医药卫生健康保健工作的成效。中国保健的内容也在发展过程中融合了自然科学、人文科学和社会科学等诸多因素,以独特的理论体系为基础,以丰富的临床经验为特点,形成了五彩纷呈、博大精深的中国保健文化,为中华民族的繁衍昌盛和保健事业作出了巨大的贡献。

中国保健文化的研究对象是人体的健康长寿。健康和长寿在人类社会中从来就不单单是人体本身的问题,而是与人们所处的社会生活及其自然环境有着千丝万缕的联系。所以，研究探求中国保健文化的基本特征决不仅仅囿于人体生物模式之中，而必须结合社会、经济、政治、哲学，乃至艺术的诸多层面加以综合考察。

中国保健文化的萌芽可以上溯到殷商时代。从已经出土的甲骨文的考证中可以发现，殷商时的人们在生病、分娩时都祈祷祖宗神灵佑助；对日常生活中的吉凶祸福与健康状况也不时卜问，进而举行各种形式的祭祀活动以清除不祥。此外，甲骨文中还出现了有关个人卫生（如沐、浴）和集体卫生（如大扫除称"寇帚"）之类的记载。这些皆表明商代先民对平安、健康的关注和向往，可视为保健思想的萌芽。当然，这也可以说是中国医疗卫生的启蒙时代。时至西周，保健思想进一步发展。周代还设有食医专门掌管周王与贵族阶层的饮食，指导"六饮、六膳、百馐、百酱"等多方面的饮食调理工作，提出饮食调理要与四季气候相适应；并有了专职主管环境卫生的职官，如"庶氏掌除毒蛊""翦氏掌除蠹物……以莽草薰之""壶涿氏掌除水虫"，使水清洁。当时的史书对保健的记载已经十分具体，例如《左传》就记载了秦国医和为晋侯治病，指出晋侯之疾是"近女室，疾如蛊"的结果，已经注意到了房室起居与健康的关系。在先秦诸子学说中，影响最大的莫过于儒、法、道、墨四家，而在保健问题上贡献最大的又属其中的儒、道两家。

（《中国保健文化的起源》2017 年 8 月 14 日发表于搜狐网）

第二节　认识中国各家保健术

1.儒家保健

中国保健文化源远流长，首推春秋战国。春秋战国时期，在思想领域出现了百家争鸣的局面，促进与推动了保健文化的形成，第一个黄金时代自然产生。儒家保健思想也在此过程中得以形成，是儒家思想的一部分。孔子是儒家学派的创始人，他潜心办学，提出了"知者乐，仁者寿"的保健主张。"仁"包含了民本思想。儒家保健着重强调的是心性的道德主体作用，是以人为形、气与心一体的三相之有机体。心乃意识层，形、气为非意识层。可见，儒家保健是为了训练道德实践的能力。

儒家保健是一种"以心为本"的保健体系。儒家保健是通过锻炼、活动筋骨、培养道德以达到心灵的升华，它的最终目的不仅仅是为了"健"而且还为了"寿"和"道"。

孔子思想的核心就是一个"仁"字。孔子将仁学说成是一种善行、善举，并以此调整人与人之间的关系。只有成为一个仁者，才能长寿，这种观点比《黄帝内经》早了几百年。孔子认为：保健要从养德开始，要修身发扬人的善性，以清除心理上的障碍，取得心理的平衡，即"有大德者必得其寿"。从《论语·乡党》中可以看出，孔子在饮食起居方面的清规戒律很多，如"食不厌精，脍不厌细。食饐而餲。鱼馁而肉败，不食。色恶，不食。臭恶，不食。失饪，不食。不时，不食。割不正，不食。不得其酱，不食。肉虽多，不使胜食气。"

除了讲究饮食卫生之外，孔子还提出："君子有三戒：少之时，血气未定，戒之在色；及其壮也，血气方刚，戒之在斗；及其老也，血气既衰，戒之在得。"因此"知者乐，仁者寿。"（《论语·李氏》）。这就表明孔子已经注意到从少、壮、老三阶段不同身心状况出发，提出相应的保健之道，堪称开创阶段保健理论之先河。

被后世儒家称为"亚圣"的孟子，在保健方面也有自己独到的见解。在继承先师孔子保健思想的同时，提出了"养心莫善于寡欲"说和"天人之学"的保健主张，沿着"尽心、知性、知天"的思维模式和认知路线，形成了"天人合一"的保健思想。《孟子·尽心上》总结说："尽其心者，知其性也。知其性，则知天矣。存其心，养其性，所以事天也。夭寿不贰，修身以俊之，所以立命也"，教育人们存心养性。《孟子·公孙丑上》说："夫志，气之帅也；气，体之充也。"孟子创见地提出，一个人要想做到身心健康，那就要"善养吾浩然之气"。孟子的保健思想一是具有一种强烈的道德色彩，也就是说一切都要从儒家的所谓道义出发，理直气壮，使个体保持一种旺盛的精神状况；二是"行有不慊于心，则馁矣！"意思是说养"气"必须培养良好的心理状态，心地要光明坦荡，不能邪念存心。可以说，是强调通过陶冶道德情操以保健的创始人。荀子则在其保健思想中提出"动静合节"的观点。"养者而动时，则天不能使之病""养略而动罕，则天不能使之全"（《荀子·天论》），指出人身体好坏与寿命长短，决定于后天各种保养条件是否完备，以及是否因时而运动，而不取决于先天的命运，强调运动对人体健康的意义，与流传至今的"动以保健"的健身保健观念一致。同时，荀子继承了孔子关于"六艺"的思想，指出应奖励善于射箭的人才和善御者。此外，荀子还总结出治气养心之术，"血气刚强，则柔之以调和"的辩证法则。

随着历史的发展，儒家的保健理论也随之得到完善。

周敦颐提出了"中正仁义而主静"的保健主张。提出了人通过自我修养达到的最高标准，即"中正仁义而主静"。这一标准含有内在精神状态和道德修养两方面。

程颐提出"气便是命"的命题，其中就包含了性命双修的功夫。他们发展了孟子的"养气"说，认为："人乃五行之秀气，此是天地清明，纯粹气所生也。"同时指出养气应谨守"勿忘勿助"之法，"养气要谨在有事与勿忘上，工夫自到。又不可责近效，所谓大段着力不得也。着力则气壹动志，前功不保矣。"以养气代替养心。"理不可见，见之于气；性不可见，见之于心；心即气也，心失其养，则狂澜横溢，流行而失其序矣。养气即是养心。"

2. 道家保健

道家学派的创始人是老子，姓李名耳，字聃，春秋末期著名的思想家，道教的创始人，也是保健理论家和实践者，著有《老子》一书，亦称《道德经》《老子五千文》，为道教的主要经典之作。司马迁在《史记》中写道："老子以其修道而养寿也"。老子的道论是中国保健之道的学术渊源之一。《老子韩非列传》称："盖老子百有六十余岁……以其修道而养寿也。"老子之所以能够活到160余岁，这首先得力于他本人主观上十分重视"长生久视之道"，甚至把保健治身置于治国平天下之上。老子一方面是"修道而养寿"的身体力行者，另一方面又在长期的保健实践中摸索出了一整套带有道教色彩的保健理论和保健方法。他所提出的"见素抱朴，少私寡欲"（《老子》第十九章）的思想，既反映了道家的处世哲学，体现了"清静无为""致虚极""守静笃"的保健观。特别是老子提出的"营魄抱一，能无离乎？专气致柔，能婴儿乎？涤除玄览，能无疵乎？"（《老子》第十章）更是涉及了气功保健的具体方法和具体步骤。老子所倡导的上述锻炼原则，在先秦以后的两千多年气功保健史上，曾

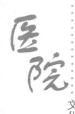

经产生过极其重大的影响。

其一是道法自然，天人合一。这八个字以为广大保健者所知。道便是指人生及生命活动的一种准则和典范。而人之生、长、壮、老、已的过程是人体变化的过程，只有遵循道法自然的原则，才能健康长寿。人类生活在自然界中，自然界存在着人们赖以生存的必要条件，而自然界的变化又直接或间接地影响着人体，因而人体就必须适应自然界的变化。一切顺从自然的变化，即不违背自然的规律，做到天人合一。这种保健观点一直为中医学所推崇，被历代医家不断充实和完善。

其二是恬淡虚无，少思寡欲。《老子》一书中有大量论述如"见素抱朴，少思寡欲"。即单纯质朴，清心寡欲。

老子认为，人的生命是由于男女交合的性活动产生的，性活动的产生是源于人体之精。精，是人体生命的本源；精足，则生命就强健；精衰，则生命就虚弱。保精就是要恬淡虚无、少思寡欲。这一思想为后世医家和保健家所尊崇。知足常乐保健思想即由此而来。

其三是静柔气功，生生不息。老子还十分重视气功保健，呼吸吐纳法源本于老子，常修此功，达到气贯全身的目的。老子所说的柔、弱、静，孕育着刚、强、动等积极力量；是外柔内刚、外弱内强、外静内动；是柔中有刚、弱中有强、静中有动。保持人体生生不息的柔和之气，使生命永远处于运动的状态之中，这是使人体获得健康长寿的根本。

其四是行事谨慎，回避祸害。人生的大限是一百年，有节度善护养的人可活得更长。这就好比蜡烛用大芯和小芯燃烧的时间长短不一样。过多劳神与少耗精神，脾气暴躁与从不发怒会产生不同的后果。不追逐名利，也不随波逐流，淡然无为，神气充盈，被老子视为"不死之药"。善于保健的人，懂得行事谨慎，回避祸害。

与老子相比，庄子的保健思想和保健方法更为具体、深邃。庄子，姓庄名周，战国中期道家学者。他不但继承了老子"归真返朴""清静无为"的保健理论，而且自己编制了一整套导引、吐纳的保健方法。《庄子·刻意》说："吹呴呼吸，吐故纳新，熊经鸟申，为寿而已矣"。《庄子·人世间》称："若一志，无听之以耳而听之以心，无听之以心而听之以气！耳止于听，心止于符。气也者，虚而待物者也。唯道集虚。虚者，心斋也"。

中华保健学是以中国哲学为理论基础，汇集道、儒、佛的思想精华，凝聚了丰富的防病、治病、健身、修炼等理论和方法的学问。中华保健学是中国预防医学最原始的"倡导者"，又与现代的"预防保健"有一定的区别，其内涵更为深广。它包括我国古代的哲学、医学、文学、艺术、建筑等诸多领域的学术学说。中国保健学成就在世界保健史上是绝无仅有的，也向世人展示着中华保健学的科学价值。

新中国成立以来，我国的保健文化有了进一步的发展。在学术界，一些医学院校从设立保健研究室发展到设立保健专业，保健文化研究也从单纯的医学主导发展到多领域学者共同合作，以及开展国际交流的局面。保健在很多行业中出现，如美容、旅游、服装、环保。保健已经成为一种生活时尚，但由于捆绑了资本，很多热爱保健的人走入了误区。

（蒋泽先　蒋李懿）

第三节　走出误区　才能科学保健

相声演员姜昆曾创作相声《红茶菌和打鸡血》，对一些人盲目追求保健与治病进行讽刺。这些神奇的民间治疗法为什么能一波接一波的更新换代，迅速流传，让许多人深信不疑呢？从打鸡血、红茶菌、绿豆治百病，到后来风靡全国的气功，甚至相信气功能扑灭大兴安岭的烈火。这种治疗法为何屡禁不止？很多人至今依然深信"高手在民间"。老百姓常想用一些经济实惠的方法来治疗相应疾病，追求长命百岁，他们相信五千年历史自然有家传秘方。有些人宁可花钱去寻找这千年秘方，也不进医院看病吃药。

回述一下20世纪60年代在民间最强势流行的鸡血疗法，具体操作方法是从小公鸡翅膀下的血管内，抽取鸡血液10~100ml，皮下注射，每周一次。据传说，经过一定时期的注射鸡血，一些人会脸色红润、精力旺盛。于是，一时全国上下，从大城市到穷乡僻壤到处传说鸡血疗法，很多人实践着打鸡血。各级医院、门诊注射室都热闹非凡，鸡叫声、小孩哭闹声、排队吵闹声不绝于耳，一时间竟造成了小公鸡因紧俏而涨价。"打鸡血"一词也就流传至今，虽然增添了新意，那个年代的人对"打鸡

149

血"记忆犹新。很多人相信新鲜鸡血打进人体对治疗半身不遂、脑中风、妇科，不孕不育及各种疑难杂症能起到治疗和预防的作用，基本上是包治百病。

许多人睁着眼看不见打鲜鸡血的毒副反应，屡屡致人死亡，鸡血疗法竟然还是风靡全国，鸡价飞涨，死人增多。最后，政府不得不三令五申禁止注射鲜鸡血。

鸡血风波没有打消中国人的保健梦，新保健梦又悄悄问世，红茶菌进入了千万家庭之中。这种用糖、茶水和菌种经过发酵后的液体，被人认为有清理肠胃、预防治疗便秘和痔疮的功能，还对高血压、高血脂和动脉硬化等心血管疾病及糖尿病有预防和治疗的作用。在一家每月只有100g 白糖定量的年代，每家的白糖无一例外全被用来制作红茶菌。家中人人都在喝红茶菌，没有人感受到直观的疗效。因传说这红茶菌要饮用一生才见效。后来，又有一种新养生方法诞生了，红茶菌才依依不舍地退出，走上保健舞台的是醋泡鸡蛋。吃毕竟是消费，贫民坚持不了，不用消费的甩手疗法迅速占领舞台。昂首挺胸，双臂摆动，这种全国各地都会出现的盛况令人感叹不已。据说是从上海流行起，向南北地区传播，成为当时全国上下参与人数最多的人民群众自发性健身运动。有人自费出版《甩手疗法简介》一书，由上海中药二厂杨 XX 著于 1973 年，理论给健全了。甩手疗法来自古希腊，创建人是苏格拉底，他向弟子教授甩手疗法，坚持到最后的柏拉图活到了 83 岁的，这种说法一直流传至今。

甩手疗法不产生毒副作用、不花钱，一看就会，一学就懂，时至 21世纪的今天，甩手疗法在广场舞的间隙里还会出现。甩手疗法的并不让人奇怪，让人惊讶到是，一种叫作尿疗民间疗法放开始流行，十几万人深信不疑。当时武汉媒体曾经报道过一个民间组织叫作中国尿疗协会，这群人是这种疗法的忠实推广者、铁杆粉丝。后来相关媒体调查出所谓尿疗协会真正面目是"带货"，与推销保健品的公司没有区别。

不久，水代替利尿，喝水疗法在全国普及开来。理论就是酸碱体质。酸性体质是一切疾病的万恶之源，从癌症到感冒、发烧、咳嗽头痛都被认为是由于食用酸性食物所致。碱性水销路大增。有些人认为喝水疗法比打鸡血、红茶菌，醋蛋疗法、卤碱疗法都好。

令人深思的是，某著名保健专家去世，享年 59 岁；被称为"药中茅台"的同仁堂，董事长因心脏病突发去世，享年 39 岁；创立了整体自然医学疗法的创始人，把生命看得比黄金还贵的林某某去世，享年 51 岁。还有气功大师、武术名家、健美专家、太极专家，一个个都是"精通"保健者，可惜都短命。全国平均寿命是 77 岁，他们离这个年龄还有距离。

期待健康长寿本没有错，但对保健的疯狂追逐就有偏颇了。一个刚刚退休不久的干部突然死去，留下来的遗产是满房间的"保健品"，花费他一生的积蓄。

人与其他生物一样，都逃脱不了生、老、病、死的自然规律，通过科学的力量促进生长发育，增强体质、延缓衰老、推迟死亡本是正道，结果一些人走出了科学正道。

科学保健的关键就在于积极的预防和及时的治疗，要认识人的整体观念。要知道人与自然的协调统一、全身各系统组织的协调统一，要知道生命的正常需求。不能千篇一律，要因人、因时、因地制宜，由表及里、由此及彼的分析判断，来探索生命的奥秘，个体的差异。

常见保健的误区有：理论上的误区，例如多吃碱性食品与多饮碱水，保健就要补；行为上的误区，例如食疗人人适宜，甩手治百病；认识上的误区，例如中药没有副作用、非药物疗法无限制、无禁忌等。百姓日常生活中常进入这些误区。

（蒋泽先　吴重洋　蒋李懿）

第四节　中国古代保健原则与当代日常的保健误区

1. 古代保健原则

（1）顺其自然。在保健的过程中，包括衣、食、住、行和性生活等生活起居行为的调养，既不可违背自然规律，也要重视人与社会的统一协调性，体现了"天人合一"的思想。如《黄帝内经》所言："上知天文，下知地理，中知人事，可以长久。"最好的保健就是大道无道，顺其自然。要从自己的实际出发，了解自己，认识自己，能做的事就做，不能做的事不要太勉强，不要无端给自己增添不必要的麻烦和负担。

（2）形神兼养。即形养神养，包括形体锻炼及体育健身活动。神是重视精神心理的调摄，即精神心理调养、情趣爱好调养和道德品质调养，达到"形神兼养""守神全形"和"保形全神"的目的。

（3）动静结合。《吕氏春秋》中首次提出了"流水不腐，户枢不蝼"的运动保健观。中医主张"动则生阳"，现代医学主张"生命在于运动"。"动中取静""不妄作劳"是动静结合的另一种表达。合理运动定要自然、全面、连续，决不能顾此失彼，造成身体自然功能的失衡。要靠近自然，应合自然之理。人老了，不一定非要与青年人一起运动锻炼。

（4）审因施养。保健不拘一法一式，应形、神、动、静、食、药……多种途径、多种方式。要因人、因地、因时采用不同的保健方法，正所谓"审因施养""辨证施养"。

（5）食养药养。中医保健之术的主要内容之一，范围较广，适应人群较多，包括保健食品的选配调制与应用，以及饮食方法与节制等。包括了医、药、食、茶、酒以及民俗文化，保健药剂的选配调制。其制剂多为纯天然食性植物药；其制法也多为粗加工调剂；其剂型也多与食品相融合。因此，中医常有"药膳"之说。

（6）适可而止。在精神、饮食和居住环境等方面均应调节得当、轻重适度。人们要想健康长寿，首先在精神上必须保持平静、安详，避免过度刺激，不受"大喜、大怒、大忧、大哀"等不良情绪的骚扰；其次，在饮食方面应该做到定时定量，正所谓"食能以时，身必无灾；凡食之道，无饥无饱，是之谓五脏之葆"。对于那些"大甘、大酸、大苦、大辛、大咸"的食物，切忌贸然入口；再次，居住环境也要力求做到冷暖、干湿适宜，防止"大寒、大热、大燥、大湿、大风、大霖、大雾"的侵袭。感官欲求乃是人的自然天性，但决不可听任欲望无限膨胀，而必须有所节制。"不得擅行，必有所制，即节欲。"决不可放纵物欲，以损害身体健康作为享乐的代价。骄奢淫逸的生活不仅是道德的堕落，同时也是健康的大敌。《吕氏春秋》在《本生》篇中提出了一条含义深刻的保健格言："出则以车，入则以辇，务以自佚，命之曰'招蹷之机'。肥肉厚酒，务以自强，命之曰'烂肠之食'。靡曼皓齿，郑、卫之音，务以自乐，命之曰'伐性之斧'。"

2.日常的保健误区

人是铁，饭是钢，一天不吃饿得慌。保健误区最多的是吃。道听途说的、书本照搬的、坚信不疑的、市场流传的，随时跟进，照做不误，吃这样好吃那样不好。其实哪种吃法你身体和畅舒适，那这种食物就是最适合你的，而不是别人说怎么样。五谷五果五畜五菜这些正常的饮食，都够满足日常保健。

（1）每天要喝足八杯水。每天要喝足八杯水，是对身体、对肌肤最好的保护。这是一个误区。

人体每天可以通过各种途径补充身体所需要的水分，不是单一的喝水，八杯水的水量规定也不正确。

说明：人体只需要摄取每天所需要的水分即可，如果摄入量过多的话会威胁健康，想要推测摄入水分是否正常，可以观察自己的尿液，如尿液呈现一种淡黄色的话，那么说明你体内的水分是正常的，没有必要去补充。每个人所需要的水量都不一样，喝多了不但无益健康，还会造成肾脏的负担。人体摄取的水分除了经由排汗或呼吸时排出外，仍需经由肾脏来代谢，如果水喝得太多，肾脏排水量增加，会增加肾脏的负担，易让肾脏功能衰竭，反而易影响肾脏的健康；而且体内的电解质会因为被太多的水稀释，引发电解质不平衡。例如携带钾离子，患上低钾血症会双脚无力，导致心律失常。日常饮食中也会摄取水分，例如每餐吃的食物、水果、饮料都带有水分，三餐至少摄了500ml；因此，每天喝的水必须低于1950ml，否则就会饮水过量，肾脏病或心脏病患者甚至需要限制饮水，以免危及生命。

（2）鱼吃得越多越好。鱼具有抗动脉粥样硬化的作用，对保护视力、消除炎症等有益，但并不是吃得越多越好。

如果长期过量食鱼，可能导致血小板凝聚性降低，从而引起各种自发性出血，如皮下紫癜、脑溢血等。所以吃鱼要适可而止，因人而异。

（3）吃肉类"腿"越少越好。"吃四条腿的不如两条腿的，吃两条腿的不如没有腿的。"意思是说，吃四条腿的牛、羊、猪的肉不如吃鸡、鸭等禽类的肉，吃禽类的肉不如吃鱼肉。这种说法也是错误的。

从营养角度来说，天上飞的和水里游的属于肉类，生长地环境不一样，肉的营养与口质不一样。饮食讲究的是少食多餐的原则，只有当食物种类够杂，才能使营养均衡，而不是因某一种食物营养好而盲目摄入很多。正因为不同，为达到均衡的目的，有条件的话，可以每种肉都摄入一些。任何肉类食用过多都会造成体内脂肪和蛋白质等营养超标，

（4）吃素比吃荤好。不少人认为，吃素比吃荤好，这也是错误的。

素食中无胆固醇，吃荤易致血脂高。这种说法言之有理。

说明：其实，单吃素、不吃荤或反之都有误。肉类蛋白质都是优质蛋白质，比植物蛋白质好；素食中不饱和脂肪酸、维生素和粗纤维含量多，对身体有益。荤食和素食各有千秋，缺一不可，所以素荤搭配，方能取长补短，营养均衡。

（5）不吃早餐减肥。虽然少吃一餐减少了食物的摄入量，但从头天晚餐至翌日中餐相隔时间太长，午餐时饥肠辘辘，势必大量进食，不仅补上了不吃早餐的热量，而且由于未吃早餐营养不够，精力匮乏，对健康有害。

说明：肝脏分泌的胆汁储藏在胆囊内，进食后胆囊收缩，胆汁排入十二指肠帮助消化，如不吃早餐，胆汁在胆囊内不排出，胆汁易析出胆固醇，故不吃早餐易发生胆囊结石。

（6）蛋黄胆固醇多，食之有碍健康。蛋黄胆固醇多，食之有碍健康。这种说法是错误的。

说明：鸡蛋中的胆固醇含量是最高的，过多食用是会导致疾病产生，但是适量食用，不会提升人体内的胆固醇水平。蛋黄中卵磷脂含量多，能阻止胆固醇在血管壁上沉积，可预防动脉硬化。蛋黄中的卵磷脂被分解后，能释放出乙酰胆碱，可增强记忆能力。所以，老年人可以适量吃鸡蛋。

（7）喝鸡汤比吃鸡肉更补身体。理由是鸡肉的精华都在汤里，鸡汤比鸡肉更富营养。这种说法是错误的。

说明：在炖鸡汤时鸡肉里的肌酸、肌酐、嘌呤碱、少量氨基酸和水溶维生素可都溶解在汤里，但蛋白质遇热凝固，大部分仍留在鸡肉中，鸡汤里所含蛋白质仅为鸡肉的7%，只是鸡汤喝起来更鲜。

（8）吃水果等于吃蔬菜。两者都有植物纤维，虽两者都含丰富的维

生素，所以可替代，这种说法是错误的。

说明：水果的含糖量高，热量高；蔬菜含矿物质钙、铁和纤维素多，对维持人体生理功能有好处。两者各有特点，谁也替代不了谁。

（9）味精会致癌。味精是将淀粉水解生成葡萄糖，通过细菌发酵转化成谷氨酸提取而成，整个制作过程不可能产生致癌物质。但味精不可用量过大，联合国食品添加剂专家委员会规定，味精每日允许摄取量：每1000g体重为120mg，即50公斤体重的人，每日允许食用6g。

（10）吃棕色谷物杂粮类越多越好。生活中很多人会把棕色与谷类当作是一类，认为这类食物的营养价值很高，但在购买时还需要区分开来，因为这类食物不管是过多还是过少的摄入对身体都是没有好处的。杂粮不能作为主粮，可以吃，但代替不了主粮，它难以消化，有胃病的人要控制摄入量。

以下谷类及杂粮可以推荐：

①全麦粉：是将整粒小麦粉碎后加工而成的面粉，不像目前市场上的普通面粉去除了胚芽、糊粉层和麸皮，因此营养价值高。全麦粉含有更多膳食纤维、矿物质、B族维生素、维生素E、类胡萝卜素等有益的营养物质。

食用建议：全麦粉颜色黑，口感粗，制作主食时可适量添加。建议用全麦粉做发酵类食品，如全麦面包、发糕、馒头等，B族维生素经发酵可提高利用率，同时纤维素也更易被胃肠道消化吸收。

②糙米：是稻谷脱壳后不加工或较少加工所获得的全谷粒米，保留了胚芽、糊粉层和部分谷皮，与白米相比，除了含有更多的膳食纤维和B族维生素外，还含有丰富的功能性成分，如 γ-氨基丁酸（GABA）、谷维素、米糠多糖等。

食用建议：将大米和糙米按1∶1煮，但糙米不好煮，应提前泡两小时，用压力锅煮，易煮熟、软烂好消化。对糖尿病患者有益。

③燕麦：其蛋白质含量居谷物之首，含有18种氨基酸，组成平衡、全面。富含的可溶性膳食纤维 β-葡聚糖，消化较慢，饱腹感强，具有低血糖生成指数、低血糖负荷等特征，很适合糖尿病患者。但需注意市场上不少所谓的核桃燕麦粉等即食产品，可能添加过多的糊精和糖，不

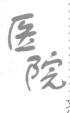

在此推荐范围内。

食用建议：燕麦对睡眠有一定的促进作用，晚餐可用燕麦熬粥或者和大米以1∶4的比例煮成米饭食用。烤制饼干、点心时也可将燕麦面、面粉混合，加些水果、巧克力等，给孩子当零食吃。

④小米自古就是药食同源食材，其中维生素E、膳食纤维、钾、铁含量比同为米类的大米要高。小米对预防高血压及缺铁性贫血有帮助，小米蛋白是一种低敏蛋白，适合孕产妇和婴幼儿食用。小米富含胡萝卜素、维生素B_2，但赖氨酸含量较低，宜与富含赖氨酸的豆、肉、奶等搭配，更有利于营养均衡。

食用建议：牛奶小米粥营养好。小米洗净后入锅加适量水，先用大火煮开再用小火慢熬直到上面出现一层米皮。将粥上面的清汤倒出来加入一些牛奶混匀。

⑤玉米：B族维生素、β－胡萝卜素和膳食纤维的含量高于稻米和小麦，还含有黄体素、玉米黄质等有益于人体健康的植物活性物质，有一定的护眼、降血压、改善心血管健康、预防结直肠癌等作用。超市中卖的玉米碎因去除了胚芽和谷皮，已不属于全谷物。

食用建议：鲜玉米的玉米须有棕色的，有白色的，用来煮汤很合适。如果要煮玉米水，最好选白色的，比较嫩。

⑥高粱：是我国重要的旱粮作物，所含蛋白质、多种维生素和矿物质均不低，其中维生素B_1、维生素B_6、尼克酸、铁等都达到营养素参考值的20%以上。高粱中赖氨酸含量偏低，蛋白质利用率较低，宜与富含赖氨酸的豆类等搭配食用。

食用建议：对于这种"粗犷"的食物，很适合做点心吃。对于胃肠功能略差的人则可尝试做一些高粱羹，比如做银耳羹或玉米羹时放上一点高粱，可让原本就很营养的羹汤更增加一些丰润的口感。

⑦荞麦：营养丰富，蛋白质、脂肪、微量元素含量高于大米、小麦、玉米等，且蛋白质品质极佳，消化率高，赖氨酸含量丰富，有助于婴幼儿和儿童的健康成长。因为含有黄酮类芦丁，有些人会觉得它"苦"，但对改善血脂和血管功能有益处，不要因苦失好。

食用建议：将荞麦面粉跟白面粉按1∶4的比例混合做成荞麦馒头。

小米、玉米和荞麦面一起做杂粮煎饼也可以，卷上生菜、小葱，蘸点黄豆酱，味道不错。

⑧薏米：药食同源的谷物，具有健脾、补肺、清热、利湿功效，《本草纲目》称其为上品"养心药"。薏米不仅富含优质蛋白质（不亚于肉类）、脂肪、淀粉、膳食纤维、B族维生素、维生素E、矿物质（钙、磷、钾、镁和铁等）等，还含有酯类、甾醇类、三萜类、多酚、多糖类等药效成分，含人体必需的8种氨基酸，是一种营养均衡的谷物。

食用建议：制薏米水。由半杯薏米、2.85L开水、2个柠檬、6个橙子和少许红糖煮制。薏米健脾祛湿，有助于人体排泄；酸酸的柠檬很开胃，加上富含胡萝卜素的橙子，能够改善人体循环系统，增强生命活力。

（吴重洋　康琼琴　蒋泽先）

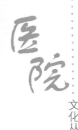

第二章

四季保健：中医治未病的日常

导语

　　人生在世，顺其自然，适合自己的就是最好的。吃素不比吃肉的健康，吃核桃不比不吃的聪明，爱锻炼的并不比不爱动的人多活几天，爱生气的也不见得比心静的活得短，没见过卖虫草的哪一个身体就好一些，保健者也有些没有活过花甲之年的。人生在世，保养靠自己的适应与喜爱。人老了，想保健的人更多。保健要记住一点，不要拿不适合自己的方式折腾自己。良好的保健可以静悄悄地把潜伏在体内的致病因素压下，延缓发病甚至让其消失，身体不至于大坝"溃于蚁穴"。只有把潜伏病灶祛除，才不至于身体受损。一些人往往是得到疾病的信息后才开始补救，但"冰冻三尺非一日之寒"，压灭病灶也非一日之工，必须平时注重保养、保健才能扛过疾病。中医保健，千年流传。可以因人、因时、因地制宜，在不同的时节、地域、时间的状态下进行"清调补"。

　　不要寄望通过饮用保健品延年益寿。古代秦始皇曾派徐福东渡日本，寻找不老丹，长生不老是一厢情愿的事。中医保健指的是在中医基础理论的指导下或者中医师的指导下，通过饮食的调理、起居的调理、精神的调理，以及应用中药、针刺、推拿、刮痧、拔罐等理疗方法综合的进行调理，增强人体的抵抗能力，预防疾病的发生，从而起到一个延年益寿的目的，这些方法统称为"中医的保健方法"。

在临床上，中医保健是非常重要的一部分，有着治未病的理念，在祖国传统医学《黄帝内经》当中就这样说过"不治已病、治未病"，也是"未病先防、既病防变"这个治未病的理念。

通过正确的手段、正确的管理及正确的中医保健方法，预防疾病、防止疾病病变从而起到一个人体与大自然相统一、良性的循环，这就是中医保健最主要、最精华的部分。

第一节　中医治未病的内涵

中医"治未病"是中医学理论体系中卓具影响的理论之一，是古老而又前沿的健康工程，是中医预防医学的高度概括，在疾病的预防、诊治方面都有重要意义。对疾病发生、发展、转归各个环节提前干预，提高人们的生活质量。早在《黄帝内经》中就有"圣人不治已病治未病，不治已乱治未乱，此之谓也。夫病已成而后药之，乱已成而后治之，譬犹渴而穿井，斗而铸锥，不亦晚乎？"从正反两方面强调了"治未病"的重要性，提出了"治未病""未病先防"的思想主旨。国家倡导"健康中国，全民健康"新理念，是适应人民群众日益增长的健康需求。中医"治未病"要在这一健康工程实施中发挥更大的作用，造福于人民。其主要内容包括：未病先防。在疾病未形成之前，采取针对性措施，预防其发生。

（1）见微知著。对某些疾病出现的先兆，早发现、早诊断、早治疗，及时把疾病消灭在萌芽状态。

（2）有病早治。有了疾病应该及早对应治疗，合理治疗，不要把小病拖成大病，轻病拖成重病，失去最早、最佳的治疗机会，而埋下隐患，延误病情。

（3）已病防变。把握疾病的传变规律，及时阻止疾病的蔓延、恶化和转变，防止一些难治性并发症的发生。

（4）病后防复。疾病治愈之后，提前采取巩固性治疗措施，配合各种预防方法，提高机体抗病能力，防止疾病的复发。

中医理论认为："药补不如食补，食补不如气补"。故我们认为保健就是养气，孟子云："吾善养吾浩然之气"，天下万事万物都是气，气其实就是能量。下面将从春夏秋冬四季展开对中医保健的诠释。

第二节　春季保健

"一年之计在于春。""春，蠢也，动而生也。"在节气中，"立"是开始的意思，立春意味着闭藏的冬天结束了，充满活力的春天即将开始。春季五行属木，肝为主脏，肝喜条达，此时草木需要雨露的滋润，才能返青生长。身体也一样，为了肝气的生发、条达，需要水分滋润。春季平补：一般选用生晒参、白糖参为主，可以配伍山药、莲子、扁豆等益气健脾的食物做成药膳。

春捂养阳益处多。立春意味着冬春交替，气温逐渐升高、回暖，阳气生发，所以保健要逐渐从秋冬养阴过渡到春夏养阳。这时不要因为感到一点点热，就忙着减衣，特别是不要在出汗后立刻脱衣服。和阳气生发一样，人体皮毛的开泄，风为阳邪，多风的春季容易使外邪侵犯人体，发生呼吸道疾病或腹痛、腹泻等。春初，增减衣服应该适当，切勿要风度不要温度。

注意养肝，远离坏情绪。《黄帝内经》有云："春三月，此谓发陈，天地俱生，万物以荣，夜卧早起……此春气之应，保健之道也。"所以立春以后日照渐长，在起居方面应顺应日照变化早睡早起，以利阳气生发。人体气血亦如自然界一样，需舒展畅达，这就要求我们要克服倦怠懒睡的习惯，早睡早起，适当增加室外活动，舒展形体，畅通血脉，以助生发之气。中医认为，春属木，与肝相应，所以春季保健主要是护肝养肝，而养肝重在早睡早起。现代医学证实，睡眠时进入肝脏的血流量增多，有利于增强肝细胞的功能，提高解毒能力，并加快蛋白质、氨基酸等营养物质的代谢，从而维持机体内环境稳定。同时，人们的精神调摄也要顺应春季自然界蓬勃向上的生机，顺应春季肝气升发的特性，使气血和畅。中医讲肝主情志，因此护肝需从心情和情绪出发，养肝就是一定要保持情绪稳定，不宜过于激动、兴奋，防止躁动，以利于疏肝理气。比如春游、踏青、放风筝都可较好地舒缓情绪。而且，初春时节，天气逐渐由寒转暖，各种致病的细菌、病毒也会随之生长繁殖。例如，春天常见病有肺炎、肝炎、过敏性哮喘等，因此对于有此类疾病的患者更应该注意在医生的指导下调养预防。在日常预防措施中，首先，要注意个人和环境卫生，消灭传染源；其次，可以常开窗，使室内空气流通，保持空气清新；再次，需加强锻炼，促进气血运行以增强体质，比较适合的锻炼有散步、瑜伽、太极等。

养肝护脾，饮食宜少酸多甘。立春后，人体气血活动加强，新陈代谢开始旺盛，阳气向上升发、向外疏散，肝气逐渐旺盛，脾胃相对虚弱，加之春季多风，风邪侵袭人体，容易出现春燥。此时饮食无须大量进补，应五味调和，少咸酸，适辛甘，温润为主，应疏肝气、实脾胃、养阳气，具体来说，减少咸味摄入，尤其是严格控制食盐食用量。

咸味入肾，吃盐过多，易伤肾气，不利于保养阳气。从现代医学的角度来看，春季也是高血压的高发季节，吃盐过多，会引起血压升高。减少酸味摄入，酸味入肝，春季酸味不宜多吃。因为酸味具有收敛之效，不利于阳气的生发和肝气的疏泄。

适度进食辛甘发散之品。辛甘发散之品有助于阳气的生发和肝气的疏泄，例如香菜、韭菜、大葱、萝卜、豆豉、花生等，但过于辛辣之物不宜多吃。另外，柔肝养肝、疏肝理气健脾的中草药如枸杞子、茯苓、薏苡仁、大枣、郁金、元胡、陈皮等，可用于配方药膳，以达到很好的食疗效果。

春季还适宜饮茶，有助消化、清肠胃、解热毒的功效。除了药膳，春季适当饮用香气浓郁的花茶、红茶、乌龙茶等，可以起到祛邪散寒、疏肝理气、升发阳气的作用。选用合适的中药材适量代茶饮，可起到事半功倍的作用。

一般代茶饮的中药，每次选用 5~10g，开水冲泡，每日饮用 3~5 杯即可。春季保健合适的两款代茶饮推荐：①枸杞玫瑰花茶。10 粒枸杞，5 朵玫瑰花，将准备好的玫瑰花、枸杞投入到杯中，注入开水，然后等待 3~5min，待温度适口即可饮。其中，枸杞味甘，性平，入肝、肾、肺经，有滋补肝肾、益精明目的功效。玫瑰花味甘微苦、性温，可疏肝理气解郁、活血散瘀、调经止痛，有镇静、抗抑郁的功效。此时饮用枸杞子玫瑰花茶，既可以滋补肝肾，又可以疏肝气，升发阳气，有利于调节内分泌，改善精神状态。抑郁、失眠者尤宜饮用。②茯苓陈皮茶。茯苓5g、陈皮2g、茉莉花茶3g，茯苓、陈皮洗净，浸透，放入水锅中，先煎20min，再冲泡茶叶5min后代茶频饮。其中，茯苓性味甘淡平，入心、肺、脾经，具有利水渗湿，健脾和胃，宁心安神的功效。陈皮味辛苦、性温，具有温胃散寒、理气健脾、燥湿化痰的功效。春季肝气旺，脾胃功能受到抑制，常见脾胃虚弱、消化不良、腹泻、痰湿重等情况均可饮用此茶。

第三节　夏季保健

夏季，天气下降，地气上腾，呈现出"天地气交"的相关态势，自然界万物繁茂秀美，长势旺盛。夏季是一年之中阳气最盛的季节，气候炎热而生机旺盛，此时人的新陈代谢旺盛，人体阳气外发，气血趋向体表，消化功能减弱，许多人会出现厌食症状；同时心主夏，由于天气炎热，极易出现闷热、困倦、烦躁不安等心火过旺的表现，因此夏季保健要顺应"春夏养阳"的四时法令，注重清解暑热、养心、养阳、护脾胃。

夏季养心，清热解暑。切勿发怒，保持愉快，使气机宣畅，对外界事物有浓烈的兴趣。中医五行理论中，夏天属火，对应人体脏器为心。烈日炎炎，容易让人心火亢奋，因此夏季养心，一要清心泻火，多食用苦瓜、莲子心、菊花、金银花、连翘等，可以清心凉血，解暑去热；二要静养心神，保持平和乐观，淡泊宁静的心态，做到"心静自然凉"；三要补益心气，夏天易出汗，汗为心之液，出汗过多容易导致心气不足，气津两亏，故夏季宜养心益气，可服用西洋参、麦冬等。

调养脾胃，清热祛湿。夏天阳气最旺，但天热多雨，湿气最盛，而脾恶湿胃恶燥，湿有黏滞之性，因此夏天易患脾胃病，脾脏升清降浊功能降低，容易出现食欲不振、乏力、腹泻等症状，脾胃虚弱的人应及时调理饮食，营养清淡充足而又不增加脾胃负担，建议少食多餐。同时盛夏炎热，气温高而湿气大，闷热难耐而大汗频出，使人口渴，但要注意饭前不能喝大量冷饮，否则极易损伤脾胃，建议清热祛湿，健脾和胃，可以多食用茯苓、薏苡仁、山药等。建议在夏季阶段人们可以养成食用温性食物的习惯，谨慎食用寒凉性的食物，达到一定的保健作用。

保养阳气，不过分贪凉。夏季易出汗，毛孔处于开放状态，很多人会因避暑而过分贪凉，长期吹空调，使得体内汗液暑湿根本无法排出，不仅容易造成体寒，而且湿热也会内聚增加，易导致头疼、肌肉酸痛、感冒等，加上喜欢吃冰冷食物，会伤及阳气，因此夏季不宜住在潮湿的环境中，空调温度不能太低，建议设置在26℃以上，室内外温差不要太大，注意室内外通风换气。近年来，男性的精子数量逐渐降低，女性的卵泡成熟度减少，这与夏季使用空调、服用冷食等存在直接的关系，夏季人体的阳气均向着体表四肢部分行走，在此情况下，腹部具有凉性的特点，因此，在夏季需要预防腹部受到凉气的影响，例如多食用生姜等，具有暖胃功能的食品，谨慎食用寒性类型的食物。保持适当运动，动则生阳，但尽量从事温和的运动，太激烈的运动造成大量流汗，运动消耗性大，流失大量体液，心情也易烦躁不安。

作息规律，晚睡早起。夏季保健的重点是养"长"之气。立夏后昼长夜短，为顺应自然界节气变化，应晚睡早起，但晚睡早起易造成睡眠不足。因此，要逐渐增加午休时间，以消除疲劳，保持精力充沛，让大脑和全身各系统得到休息，以防"夏打盹"。同时午睡时间要因人而异，一般以 0.5~1h 为宜，长时间午休也会让人感到没有精神，午睡对保障身体健康、减少某些疾病的发生也起着关键的作用。

补水补盐，减少体液丢失。夏季天气炎热，出汗较多，体内会流失很多水分和钾盐等，因此建议每天喝 1500~1700ml 温开水，保持人体的水分，维持正常的生理机能。夏季人体水分流失比较快，如果不及时补充水分会严重影响到健康，皮肤会变得干燥、皱纹增多，加快人体衰老速度，可以多喝矿泉水、牛奶或蔬果汁等都补充人体水分。夏天补充钾的方法是多吃含钾的食物，新鲜的蔬菜和水果含有钾比较多，多吃草莓、李子、荔枝、杏子等。

夏季宜清补。清补药物有西洋参、沙参、麦冬、石斛等；清补食品有百合、绿豆、西瓜等；可以茶或粥来养阴益气清热。

冬病夏治。冬病夏治是中医"治未病"的特色疗法，是根据《素问·四气调神论》中"春夏养阳"的原则，结合夏季气温高，人体阳气充盛，体表经络气血旺盛的有利契机，通过内服中药配合针灸等外治方

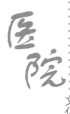

法来治疗一些冬天好发的疾病，或者结合三伏贴疗法来调整人体的阴阳平衡，从而达到防治疾病的目的。冬病夏治的方法有针刺、艾灸、理疗、按摩及内服温养阳气的中药和食物等，如用药膏贴在穴位上，可治疗冬季哮喘和鼻炎。

炎炎夏日里，建议饮用乌龙茶和普洱茶。因为夏季保健有道，出汗多，汗多伤阳，适合喝乌龙茶这样的半发酵茶；普洱也是不错的选择。夏天喝饮料并不能解渴，喝热茶最好。这涉及中医学中关于人体运行的规律，脾胃的运化需要热量，只有脾胃运化了，才能生津化液，人体从而真正地解渴，热茶刚好提供了脾胃运化需要的热量。有研究证实，在冰饮和各种温度的茶之中，热茶对人体的降温效果最明显，且持续的时间最长。

（王利勤）

夏季炎热，阳气炽盛，是新陈代谢的鼎盛时期。阳气外发，伏阴在内，气血运行亦相应地旺盛起来，活跃于机体表面。夏热厌食，体能消耗大，要补足能量，保健的关键在于"清"。夏季保健要遵循健脾除湿、清热消暑、补养肺肾、冬病夏治的原则。在饮食上要注意：

（1）少吃辛辣食物。夏季炎热，应该少吃辛辣食物。辛辣食物可以刺激口腔内的热量接受器，提高血液循环，导致大量出汗，再加上夏季气温比较高，如果经常进食辛辣食物，容易出现上火的表现，引发口舌生疮，口腔溃疡，咽喉肿痛，甚至会引发便秘。因此，在炎热的夏季，需要少吃辛辣食物，以清淡的饮食为主，这样才能有效促进身体健康。

（2）多吃蔬菜瓜果。夏季温度高，动则汗出，此时需要多补充水分和维生素。喝水要少量多次，每次200~300ml为宜，补充足够的水分是维持身体正常循环的有效措施。夏季人体对维生素的需要量增加，而水果和蔬菜里含有人体需要的维生素，进食之后可以提高抵抗力，这样对很多疾病的预防均有效果。在炎热的夏季可以适当进食新鲜的蔬菜和水果，除了补充水分和维生素之外，还可以起到调节功能。苦味食品中所含有的生物碱具有消暑清热、促进血液循环、舒张血管等药理作用。热天适当吃些苦味食品，不仅能清心除烦、醒脑提神，且可增进食欲、健脾利胃。苦瓜是夏季的时令蔬菜，具有清热、排毒、补气益精、止渴消暑的作用，常吃苦瓜可清热解毒、清肝明目，预防中暑发热。西瓜味甘、性凉，是清热解暑、止渴利尿的良药。冬瓜含水量居众菜之冠，高达96%，能润肺生津、清胃热、除烦止渴，还能通利小便、消除水肿，帮助减肥。

（3）少吃高脂肪食物。炎热的夏季，因为本身受到高温环境的影响，很多人会出现胃口下降的表现，而含脂肪含量多的食物，不但抑制胃酸的分泌，还会刺激胃产生一种抑制自身蠕动的胃泌素，使食物在胃内停留的时间延长，无疑会增加胃肠负担，影响消化，此时人体需要的营养物质无法及时提供，健康可能出现问题。因此在炎热的夏季，应该选择低脂肪的食物进食，部分高脂肪的食物少吃为妙。夏季更应该注重蛋白质的摄入，每日摄入量在70~90g为宜，且最好一半以上为鱼、虾、瘦肉、鸡肉、鸭肉、蛋、奶和豆制品等易被人体消化和吸收的优质蛋白质。

（4）少吃冷饮夜宵。夏季对人体影响最重要的因素是暑湿之毒。暑湿侵入人体后会导致毛孔张开，过多出汗，造成气虚，容易引起脾胃功能失调，有些人喜欢用冷食、冷饮来解暑降温，殊不知过食冷饮会刺激胃肠黏膜，使胃肠温度下降，引起不规则收缩，进而损伤脾胃，影响食欲，甚至可导致胃肠功能紊乱，诱发腹痛、腹泻等疾患。在夏季保健的过程中，还应该注意一日三餐的规律，因为饮食规律也是促进胃肠健康的有效措施。部分人在炎热的夏季总是三餐不定时或晚餐不吃食物，直接进食夜宵，吃各种各样的重口味食物，这样会使胃肠道得不到很好的休息，加重肠胃道黏膜的损伤。

（5）多喝保健粥茶。一般在炎热的夏季，很多人会感觉到身体疲劳乏力，甚至会因为大量出汗感觉到口渴明显，食欲下降。此时，可以适当进食一些粥类食物，粥类食物比较容易消化，而且清淡容易入口，含有较多的水分，这样也对夏季大量出汗后津液损伤的改善有利。绿豆粥可以清热解暑，祛暑除烦，生津止渴；莲子荷叶粥是极好的清热解暑之物，对夏热心烦不眠有疗治作用；白扁豆粥清暑止泻，夏季服用，既可清解暑邪，又可健脾利湿，对暑湿引起的食欲不振、恶心呕吐、大便溏泄等症有较好的疗效。对平素脾胃虚弱的老人及孩子，也是理想的夏季食品。冬吃萝卜夏吃姜，多喝姜枣茶，既能补体内阳气之虚以温中，又

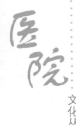

能助阳气发散以排寒。薄荷茶、菊花茶、金银花茶等也是很不错的选择，具有清热解毒、疏利咽喉、清肝明目、清暑除烦的作用。

（刘琴）

第四节　秋季保健

秋季是天气由热转凉，再由凉转寒的过渡性季节。从文字角度来看，"秋"字由禾与火组成，是禾谷成熟之意。《素问·四气调神大论》云："秋三月，此谓容平。天气以急，地气以明，早卧早起，与鸡俱兴，使志安宁，以缓秋刑，收敛神气，使秋气平，无外其志，使肺气清，此秋气之应，养收之道也。逆之则伤肺，冬为飧泄，奉藏者少。"秋季保健要求人们适应秋季气候变化，按照养收原则，全面调理，以求达到养阴防燥、润养五脏之功效。《黄帝内经》有云："秋冬养阴"，故秋季以养阴为主。

（1）调摄情志，静心养阴。早睡早起、收神蓄阴。

（2）饮食清润，补益滋阴。秋季宜润补，适当多吃能滋阴润燥的食物，如芝麻、核桃、蜂蜜、梨、甘蔗、柿子、香蕉、荸荠、橄榄、百合、银耳、萝卜、鳖肉、乌骨鸡、鸭蛋、豆浆、乳品等。同时进食带酸味的食品，如葡萄、石榴、苹果、芒果、杨桃、柚子、猕猴桃、柠檬、山楂等。

（3）适量运动，内敛护阴。

（4）适当秋冻，防病保阴。

（5）节制房事，藏精敛阴。

正如《黄帝内经》说"春生、夏长、秋收、冬藏"，相对于春的生发、夏的繁茂，秋收不仅是指收获果实，还含有收敛情志之意。我们在收获果实的同时，也该逐渐收敛我们的情志，从春夏的豪情万丈悄悄地内收，变得心平气和。如果说春夏是一个向外生发的过程，那么秋冬就是向内敛藏的阶段。我们在秋天收获果实的同时也要"休保健息"，不能一味向外、无休止地耗散。我们不仅要把自己发散在外的阳气和能量收敛回来，还要把自己的心神、心思也收回来，从春夏的踌躇满志中安顿下来，让自己的情绪渐渐归于平和。中医认为，秋内应于肺，在志为悲、为忧，悲忧易伤肺。肺气虚，则机体对不良刺激的耐受性下降，容易情绪惆怅低落、心态消极。所以在进入秋季时，要做到收敛神气，使自己的志向不过于外露，心态保持平和，才不会被秋天的悲忧心态所伤，以避肃杀之气，从而"以缓秋刑"。早卧早起，适度"防冻"。随着季节的更替，我们的睡眠也应从夏季的"夜卧早起"，改为秋季的"早卧早起，与鸡俱兴"。如果说我们在夏天还可以晚睡一些，到了秋冬就要早些休息。夜晚属阴，熬夜则严重耗伤阴气，秋季开始白天缩短，天黑随之变早，我们要与自然相应，通过早睡来长养阴气。"阳化气，阴成形"。人是依赖体内的阴液来滋养肌肉、化生形体，长期熬夜的人每每形瘦，那是耗干了自己的阴液，无足够的物质可以来成形。

人类是自然界的一部分，我们要道法自然，与自然相应。秋天的气温是逐渐下降的，为了保持体温的恒定，就需要通过增加衣服来适应气候的变化。所以，穿衣量也应该逐渐增加，以使身体慢慢适应冷空气的刺激，提高神经体液的调节功能。衣服不可一下增加过多，可以适当地增加，以不着凉为度。人适当地经受一些寒凉之气的锻炼，也是增强机体对冬季寒冷气候适应能力的重要方法。假若一开始就穿得很厚，和冷空气接触少，适应能力就会减弱。建议健康状况较好的人可坚持用冷水洗脸、擦鼻，以提高耐寒防感冒的能力。需要提醒的是：体弱多病的老人秋冻需谨慎。秋天宜适度运动，秋季日照充分，阳光又不是很强，空气质量较佳，是户外锻炼和旅游的黄金季节。适当增强体育锻炼，可以帮助人体适应气温变化，增强抗病能力。秋季坚持体育锻炼，不仅可以调养肺气，提高肺脏功能，而且有利于增强免疫功能和身体抗寒能力。秋天人体阴精阳气正处在收敛内养阶段，故应选择相对轻松平缓、活动量不大的项目。锻炼后应多吃些滋阴润肺、补液生津的食物，如梨、芝麻、蜂蜜、银耳等。若出汗较多，可适量补充些盐水。不同年龄层次的人，可根据自己的身体状况选择不同的锻炼项目。比如青年人可打球、爬山、游泳等。年老体弱者易受寒，选择一些适宜的运动方式，如打拳、慢跑、散步、做操、练气功、钓鱼、郊游等户外活动。多多运动，伸展运化，收敛心神，接近自然，吸收天地精华。用呼吸带动循环系统、肠胃消化、内分泌系统一路顺畅；气血循环，自然活络，以适应气温变化，增强人体抗病能力。秋季早晚温差大，气候干燥，因而要注意防受凉感冒，根据天气的变化适时增减衣服，锻炼后切忌穿汗湿的衣服在冷风中逗留。对于中老年人来说，尤其要当心肌肉、肌腱、韧带及关节处的运动损伤，运动前一定要做好准备活动。

食饮有节，秋季润肺调脾，可增酸少辛润肺燥。饮食上增酸少辛，防秋燥滋阴润肺。秋属金，其气通于肺，主收，燥邪当令，易伤津液，祸及肺腑。这一时期秋高气爽，气候干燥，加之夏季余热未清，津液未复，人体偏于津亏体燥，故应少食葱、姜、蒜等辛味之品；多吃滋阴又润燥之品，如苹果、石榴、葡萄等酸味、甘味水果，中医理论有"酸甘化阴"之说。且"色白入肺"，梨、百合、莲藕、山药、莲子等时令果蔬均为食疗佳品。依"燥者润之"之法，可煲中药药膳来清补保健，如百合银耳莲子羹、百合冬瓜汤，而麦冬杏仁茶（用麦冬、杏仁、生甘草各6g泡茶常饮）更是秋季润肺止咳佳品。贴秋膘之前宜先调脾，夏季天气炎热，能量消耗较大，人们普遍食欲不振，会使体内热量供给不足。进入秋季后，人的胃口随着气温的下降逐渐好转起来，再加上许多地方都有"贴秋膘"的习俗。秋季进补之前重要的是先调理脾胃，为更好地接受秋冬季节的补品做好准备。在立秋后很长一段时间，气温通常较高，空气湿度也较大。在这样的气候条件下，调理脾胃需侧重于清热、利湿、健脾，不妨多吃一点绿豆、扁豆、薏米等，使体内的湿热之邪通过小便排出，促进脾胃功能的恢复。调理脾胃还要因人而异。如胃火旺盛者要注意清泄胃中之火，适度摄入苦瓜、黄瓜、冬瓜、苦菜、苦丁茶等，待胃火退后再进补。脾胃虚弱者不妨适度吃点健脾和胃的食物，茯苓饼、芡实、山药、豇豆、小米等都是不错的选择。老年人及儿童由于消化能力较弱，胃中常有积滞宿食，表现为食欲不振或食后腹胀。因此，在进补前应注重消食和胃，不妨适量吃点山楂、白萝卜等消食、健脾、和胃的食物。

秋季，人体之气经过夏季炎热消耗，略显疲惫，情绪多抑郁不舒。此季饮茶应以花茶为主，常见的有茉莉花茶、玉兰花茶、玫瑰花茶、桂花茶、菊花茶、金银花茶等。中医认为不同的花茶还具有不同的药用价值，如茉莉花可以清热润燥、健脾安神；玫瑰花可清解郁闷、疏肝宁神、清心静气，尤其适合更年期妇女和工作压力大的白领；金银花茶清热解毒、提神解渴，更是预防流感的佳品。

第五节 冬季保健

冬季气候寒冷，宜适当多吃一些温热补益的食物来抵御严寒，羊肉、牛肉、鸡肉等食物中富含蛋白质及脂肪，热量高，可益肾壮阳、温中暖下、补气生血。另外，冬季人体需要更多的能量来产热，植物的根茎是蕴藏能量的仓库，多吃芋头、红薯、山药、土豆等根茎类的蔬菜，可快速提升人体的抗寒能力。同时，根据"春夏养阳，秋冬养阴"的理论，人的阳气在冬季收敛于内，此时吃一些补阴类的食物可以中和体内的阳热，且阴阳滋生彼此，可为来年阳气生发积聚能量。加之冬季干燥，养阴也可避免燥邪伤及人体，养阴类食物有糯米、鸭肉、豆腐、菠菜、萝卜、冬瓜、梨等。

冬季，面对逐渐走低的气温，"以食养身"是当今社会的焦点。中医认为，除了选食有温热助阳功效的食物为身体增加抗寒能力之外，亦需及时关注肾脏的调养。在日常饮食中，可留心选烹一些如黑豆、黑芝麻、黑米等有养肾之效的黑色食材，也可吃栗子、核桃、花生等"护肾坚果"，还可以用一些具有补肾功效的肉类、海味、蔬果搭配药材烹制几款益肾药膳。冬季养护肾脏，也可做一些有益于肾脏健康的简单运动，如坐在椅子上，把双腿分开、脚尖回勾，随后俯身用双手去抓住脚趾，再坚持片刻后慢慢恢复坐姿，能够起到一定的补益肝肾效果。由于冬季为肾经旺盛之时，而肾主咸，心主苦，若咸味吃多了，会使心阳力量减弱。因此，冬季饮食应该按照"少咸增苦"的原则，可以适当地吃些山楂、酸梨等酸苦之物，这样能够起到补肾固精、补益心脏的效果。需要提醒注意的是：此季所食的酸苦之物需要适量，才能在养心护肾的同时，不会伤及脾胃。另外，冬天适宜吃些黑色食物，包括黑米、黑豆、黑芝麻及黑枣等。这些常在炖汤、煮粥中出现的黑色食材，实则都兼具养护肾脏的食效，如黑米不仅可以健脾养肝，也能够滋阴补肾；黑豆能够强健筋骨，亦能补养肝肾；黑芝麻不单有益于明目黑发，还有助于滋肝养肾；而有平胃健脾之效的黑枣，食用后有补肾填髓的功效。中医认为，冬季阴盛阳弱，饮食宜滋补益气、温阳散寒。

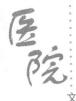

入冬后进行食补，不仅要以温补为主，还需遵循"因人而异，对症而食"的原则。宜温补之品包括鹿茸、红参等药；十全大补膏、鹿胎膏等膏方；散寒活血、参茸药酒等。

例如在冬季烹制补身菜品时，肾病患者要记得不宜随意食用热性补品，以免因进补过剩导致肾脏负担过重，进而加重病症。同时，在烹煮"补菜"时，还要区分肾阴、肾阳的不同，按照所需挑选合适的食材，如有肺热、咽燥、腰背酸软、头晕耳鸣、舌苔偏红等症状的肾阴虚者，最好用海参、甲鱼等荤材为身体进补。若是有肢体畏寒、精神萎靡、腰酸耳鸣、舌淡、体胖等症状，则属于肾阳虚的人群，在冬季烹制餐食时，不妨适当选用一些羊肉、韭菜、桂圆等荤素食材。从营养摄取的角度分析，对于一些肾脏功能不佳的人，尽量少摄入植物蛋白质，可多摄入优质蛋白质，如适当吃一些用瘦猪肉、鸡蛋、牛奶、鲫鱼等食材烹煮的餐食。依循"药借食味，食助药性"的原则，在日常烹食时，若所选用的食材已有养护肾脏的功效，再搭配一些药材，能起到事半功倍之效。冬季炖煮暖身驱寒的汤品、粥品，可加入一些药材增加养肾食效，如黄芪、杜仲、地黄、桂圆、当归、枸杞等。以黄芪为例，将它搭配粳米、陈皮与冰糖一起炖煮成甜粥食用，既有助于改善肾脏功能，也有增强体质的功效。

同时，不同年龄阶段的人在冬季食补时，应有所差别。年轻人在日常饮食上应讲求"丰富饮食，营养均衡"，做到荤素搭配，粗粮细粮均衡，适当补充食用带壳类的海鲜，能提供丰富的钙质补给，对骨骼生长发育有帮助。此外，还可适当吃些坚果类食物，补充鱼类、鱼肝油、蛋白、奶制品等富含维生素D的食物。日常生活中，老年人要注意补充钙质，可适当吃些富含钙质的食物，但要注意冬季天气寒凉易对肠胃功能造成的不良影响。所以老年人在选择有助养护骨骼食物时，要兼顾肠胃吸收能力，选些易消化吸收且通便的食物来吃。冬季不少人需要提神、暖身而选择浓茶或浓咖啡，选择这类饮品时要依循适度适量原则。过量饮用这类饮品，可能会造成钙质的流失，从而损伤骨骼。

冬季，万物收藏，人体生理活动减少，阳气渐弱，此时保健应御寒保暖、甘温养阳，可选红茶。红茶味甘性温、善蓄阳气、生热暖腹。在冬季，人们常常食欲较好，进食油腻食物增多，饮用红茶可祛油腻、开胃助消化。

最后，中医保健需要忌口。首先，忌吃生冷；其次，戒烟限酒；再次，疾病急性期忌辛辣发物，慢性期同前即可。

（王利勤）

冬季防心脑血管病发作

心脑血管病是心脏血管和脑血管疾病的统称，泛指由于高血压、高脂血症、血液黏稠、动脉粥样硬化等所导致的心脏、大脑及全身组织发生的缺血性或出血性疾病。其具有高患病率、高致残率和高死亡率的特点，即使应用目前最先进的治疗手段，仍可有 50% 左右的脑血管意外幸存者生活不能完全自理。全世界每年死于心脑血管疾病的人数高达 1500 万人，我国大约 300 万，居各种死因首位。寒冷的天气会导致血管收缩。大多数老年人的血管已经硬化，血管进一步收缩，使管腔变窄。许多老年人在冬天容易呼吸困难。寒冷容易刺激血管收缩，冬季气温变突然变低，不管是温差，还是风速及大气压，都会经常处于很大的波动状态之中，而在这样的天气中，很容易出现体内环境失衡。寒冷对于人体的血管是一种刺激，尤其室内外的温差太大，冬季户外运动较少了，老年人血管难以适应。

预防方法：要保持情绪稳定；冬季注意保暖；要等到太阳升起，气温回升再运动，要适量运动，避免心脏负荷过大发生意外。合理安排自己的饮食起居。

（1）保证合理饮食，均衡营养。应选清淡、少盐食物，少吃或不吃腌制食物。减少胆固醇摄入，如不吃肥肉等。多吃鱼、豆制品。多补充新鲜的瓜果蔬菜，新鲜的瓜果蔬菜当中含有丰富的镁、钾元素及叶酸，有预防疾病发生的作用。

（2）避免剧烈运动。参加日常活动。尽量避免久坐久站，不要在户外过多地运动。寒冷会诱发心脑血管的痉挛，导致脑缺血及心肌缺血。一定在室外活动时注意保暖。每次进行户外活动时，时间不要大于 30min。不宜晨练，锻炼宜选择中午或晚上。

（3）戒烟限酒。香烟中的尼古丁能让人心跳加快、血管变窄、血压升高、损伤血管壁，致动脉粥样硬化，诱发心脏病。

（4）积极治疗高血压、糖尿病、高尿酸血症。

（5）避免情绪激动。当劳累或情绪激动后，容易出现心绞痛或中风。

（6）保证充足的睡眠，睡前不吃刺激性食物，不宜太饱。

（7）保持大小便通畅。

提醒：清晨是心脏病发作的高峰期。在劳累和情绪激动后，有可能发生心梗，甚至猝死。

出现胸闷、胸痛时，立即原地休息，禁止继续活动，同时要口服或含服硝酸甘油等药物，一般情况下 1~2min 后可达到缓解效果。若意识不清，应请他人立即拨打"120"急救，到医院进行下一步处理。

如果出现脑血管疾病，一般会有早期症状，例如头晕、活动障碍、大小便失禁、恶心、呕吐等症状，立即拨打"120"进行救助。

在等待医护人员的同时，要禁止活动，尽量仰卧在硬板床或者地面上，将头部轻微抬高，可以适当地缓解脑出血症状。如患者出现意识不清时，将头偏向一侧，防止呕吐物误吸入呼吸道发生窒息。

（况敏玲）

第六节　二十四节气的保健小知识

二十四节气作为我国古代劳动人民长期经验的积累和智慧的结晶，体现了中国人顺应自然的思维方式。一直以来，中医十分重视人与自然环境的关系，推崇"天人合一"的保健文化，强调人必须要与自然变化保持统一步骤，保健健体须"顺应四时"而为。《黄帝内经·灵枢·本神》说："智者之保健也，必顺四时而适寒暑，和喜怒而安居处，节阴阳而调刚柔"。这种顺应四时、阴阳结合的保健理论，体现了节气的深层内涵。根据节气变化来安排饮食、起居、劳作等活动，只有这样才能达到阴阳调合，颐身养神、祛病延年的效果。

"春生、夏长、秋收、冬藏"说明了四季对人身体的影响。随着四季、寒暑交替，节气变更，人体脏腑经络、气血阴阳、升降开合亦随之运化，周期性盛衰，从而产生春夏养阳、秋冬养阴、春季养肝、夏季养心、长夏养脾、秋季养肺、冬季养肾的理论基础。中医认为四时的变化，也就是春夏秋冬的鲜明温度变化，是大自然影响人体健康最重要的变化，也是人体致病的主要外因。所以"顺四时而适寒暑"才成为我国气候条件下防病、保健的一个总原则。保健要遵循"和于阴阳，调于四时"这个大原则，注意每个季节的气候特点，并采用与之相适应的保健方法。那么，二十四节气保健需要了解哪些常识呢？

春三月，冰雪消融、万物复苏之际，自然界阳气初生逐渐转旺，人体的气血从里往外走，把人的气血向外调动的是肝，所以春季以护肝为要，春季人体阳气升发应多吃一些辛甘发散性质的食物，春季气候多变，乍暖还寒，最易受外邪，衣服宜渐减，不可顿减，要适当春捂。走出户外，动静适宜，夜卧早起，保证睡眠。

（1）立春。春气始至，立春时节保健着重要顺应春天阳气生发、万物始生的特点。春属木，与肝相应，可以有目的选择一些养肝、疏肝理气的草药和食品，例如枸杞、郁金、丹参、大枣、豆豉、葱、香菜等。

（2）雨水。东风解冻，冰雪皆散而为水，雨水时节的饮食应少吃酸味，多吃甘味，以养脾脏之气。可选择百合、豌豆苗、茼蒿、荠菜、春笋、山药、藕、萝卜、荸荠等。

（3）惊蛰。雷鸣动，蛰虫皆震起而出，惊蛰的饮食原则是保阴潜阳，多吃清淡食物，也可以适当食用一些山药、茯苓等补益正气作用的食疗粥来增强体质。

（4）春分。南北两半球昼夜均分，春分节气平分了昼夜、寒暑，因此人们保健保健也应保持人体的阴阳平衡状态。例如在烹调寒性食物时，佐以葱、姜、酒、醋类温性调料，又如在食用韭菜、大蒜、木瓜等助阳类菜肴时常配以蛋类滋阴之品，以达到阴阳互补之目的。

（5）清明。时万物清洁而明净，清明正是冷空气与暖空气交替相遇之际，养血疏筋就最为重要。所以，清明时节还应服一些适时的滋补品，例如银耳，能润肺生津、益阴柔肝。

（6）谷雨。百谷滋长之意。谷雨已是暮春时节，食疗要点重在养肝清肝，滋养明目。

夏三月，气候炎热，阳气旺盛，人体气血在外，肌体内的阳气不足，心脏消耗的能量大，所以夏季以护心为主，夏至到处暑，天多雨水，气候湿热，人体内的湿气旺盛，要靠脾脏来去水，此时以健脾除湿为主；多食苦味食物可以降火祛湿，养心清热，不贪冰冷饮食。起居宜夜卧早起，避开中午，早晚运动。不久居空调室内，不久卧风口。

（7）立夏。万物至此皆长大，立夏后气温渐热，心脏的工作强度日渐增大，所以饮食应以顺"心"为主。故宜吃些具有祛暑益气、生津止渴、养阴清热作用的饮食。

（8）小满。万物长于此少得盈满，多吃具有清利湿热作用的食物，如赤小豆、薏苡仁、绿豆、鸭肉等，忌食高盐厚味、甘肥滋腻、生湿助湿的食物，例如芥末、胡椒、蘑菇、海鱼、虾、蟹、鹅肉等。

（9）芒种。此时可种有芒之谷，饮食调养方面，历代保健家都认为夏三月的饮食宜清补。

（10）夏至。万物与此皆假大而极至，夏季是多汗的季节，中医认为此时宜多食酸味以固表，多食咸味以补心。

（11）小暑。时天气已热，注意劳逸结合，注意防暑降温，饮食有节。夏季保健重点突出"心静"二字。

（12）大暑。斯时天气甚烈于小暑，夏令气候炎热，易伤津耗气，因此常可选用药粥滋补身体，荷叶薄荷粥可生津解暑，糯米粥为温养胃气的妙品。

秋三月，秋高气爽，燥气当令，阳气减退，阴气渐长，人的气血往里收敛，这就容易引起秋燥，所以秋季当调养肺气，多吃些能滋阴润燥的食物，少吃一些辛味的食物。初秋时节，适当秋冻，起居作息要相应调整，早睡，以顺应阴津的收藏；早起，以顺应阳气的舒长，使肺气得以舒展。

（13）立秋。阴气渐长，始杀万物，秋天宜收不宜散，所以要尽量少吃葱、姜等辛味之品，适当多食酸味果蔬。秋季时节，可适当食用芝麻、糯米、粳米、蜂蜜等柔润食物，以益胃生津。

（14）处暑。暑将退，天气逐渐干燥，秋燥最容易伤人的津液，多食蔬菜、水果等含有大量的水分之物，能补充人体的津液，有生津润燥、消热通便之功效。多食些蜂蜜、百合、莲子等清补之品，以顺应肺脏的清肃之性。

（15）白露。阴气渐重，凝而为露。白露时节，预防秋燥的方法最好是适当地多服一些富含维生素的食品，也可选用一些宣肺化痰、滋阴益气的中药，例如西洋参、百合、杏仁、川贝等，对缓解秋燥多有良效。

（16）秋分。南北两半球昼夜均分，气候渐凉，是胃病的多发与复发季节，注意胃部保暖，以防腹部着凉引发胃痛或加重旧病。

（17）寒露。时露寒冷而将欲凝结，寒露节气的饮食调养应以滋阴润燥为宜，秋之燥宜食芝麻、蜂蜜以润燥。

（18）霜降。露凝结为霜而下降，此节气为脾脏功能处于旺盛时期，饮食要多样，粗细要搭配，宜多食甘薯、鲜果、豆制品及海藻类食品。

冬三月，天寒地冻，草木凋零，生机潜伏，人体阳气潜藏于内，新陈代谢水平较低，是进补的好时节，以温补阳气的食物进行调理，提高机体耐寒能力。注意保暖，防止风邪和寒邪入侵。此外，适当早睡晚起，锻炼身体避开早晚寒冷之时。

（19）立冬。万物终成，立冬是人们进补的最佳时期，有的放矢的食用一些滋阴潜阳、热量较高的膳食为宜，同时也要多吃新鲜蔬菜以避免维生素的缺乏。

（20）小雪。寒未深而雪未大，天气一般常是阴冷晦暗的，要适当减少户外活动，避免阳气的消耗。

（21）大雪。时积阴为雪，大雪已到了"进补"的大好时节。在进行调养时应采取动静结合、劳逸结合、补泻结合、形神共养的方法。多食羊肉、牛肉、狗肉、鸡肉、大蒜、辣椒、生姜、香菜、洋葱等性属温热的食物，也有助于御寒。

（22）冬至。阴气始至明，阳气之至，立冬至立春，是"进补"的最佳时期。滋补通常可分为四类，即补气、补血、补阴、补阳。因此，冬令进补应注意"有的放矢"，切莫"多多益善"。

（23）小寒。时天气渐寒，在冬令进补时应食补、药补相结合，以温补为宜，因人而异。常用补药有人参、黄芪、阿胶、冬虫夏草、首乌、枸杞、当归等；食补要根据阴阳气血的偏盛偏衰，结合食物之性来选择羊肉、狗肉、猪肉、甲鱼、鱿鱼和海虾等。

（24）大寒。时大寒栗烈已极，大寒时节适宜的膳食有当归生姜羊

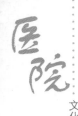
肉汤、红杞田七鸡、糖醋胡萝卜丝、牛奶粥等，有温中散寒、补虚益血、润肺通肠的功效。

在一年之中，有些特殊节气对保健意义重大，冬至为阴极而生阳；夏至为阳极而生阴，二至为阴阳郁极而动之日，最为紧要。春分、秋分平分阴阳，立春、立夏、立秋、立冬为四时更替之始。较之其他节气，二至二分四立，乃天地变化之大关节，故需养之以使人气顺利过节，则身体康健，疾病不作。

总之，二十四节气与人的生命、脏腑气血、经络畅通、疾病产生的节律等有着密切的关系，注重健康就要顺天应时，顺时保健，多了解一些二十四节气的变化发展回归的规律。

（刘琴）

第三章

合理膳食：药疗不如食疗

导语

医学已证明不良的饮食习惯和不合理的膳食结构与"现代病"的发生密切相关。据大规模的人群调查表明，不合理的膳食结构和继发性载脂蛋白异常是引起动脉粥样硬化的重要因素。病从口入不再单指肠道传染病发生的原因，也是心脑血管疾病、糖尿病的发生原因之一。

1912 年，俄国学者给家兔饲喂高胆固醇食物，造成实验性动脉粥样硬化动物模型。结果发现，建立模型过程中，先有血脂的异常升高，继之发生动脉粥样硬化病变，这说明不良的饮食习惯可以导致脂质代谢紊乱，从而形成动脉粥样硬化，导致冠心病的发生。

40 年前，美国冠心病的发病率和死亡率一度上升很快，自 20 世纪 60 年代以来，冠心病的发病率和死亡率则大幅度下降，直至现在。经过研究发现，主要归功于生活方式的改善，即减少胆固醇的摄入和控制吸烟等，从而减少了发生冠心病的危险因素。

由于膳食结构的不合理、吸烟等不良因素的影响，我国冠心病的发病率和死亡率呈逐年上升的趋势。大量调查资料表明，饮食习惯与冠心病之间有密切关系，平时喜食高胆固醇食物的人，冠心病的发病率明显升高。从小养成良好的饮食习惯，合理膳食，是预防冠心病发生的最有

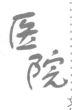

效途径。

一个人或一个家庭要养成定时进餐的习惯：早餐不要挨饿，中餐不要过饱，晚餐不要过于丰盛。养成各餐次数量分配的习惯：即早餐好，中餐饱，晚餐少。早餐热能占全天总热能的 30% 左右，午餐占 40%，晚餐占 30%。营养比例搭配合理：主食、蔬菜、水果分配要做到科学、合理、适当。养成良好的饮用习惯：包括细嚼慢咽、专心进食，进食时不要吵吵闹闹、说说笑笑，饭前不要大量饮水，不要过饱睡眠等。

第一节　民以食为天，吃出健康来

1.民以食为天

人吃五谷杂粮难免会生病，但一些小疾小病，也不是都要吃药的。古往今来，中医保健一再强调"药食同疗""药疗不如食疗"，因为食疗安全无毒副作用。"食"是人类生存的条件之一，但是多吃、无节制地吃会导致超重、肥胖。这也是心脑血管疾病、糖尿病、高血压、癌症等疾病的重要危险因素。营养学家研究了中国居民平衡膳食宝塔，将人们每天应吃的主要食物种类分为五层，宝塔各层位置和面积不同，这在一定程度上反映出各类食物在膳食中的地位和应占的比重。底层是谷类食物，每人每天应吃 300~500g；第二层是蔬菜和水果，每人每天应吃 400~500g和 100~200g；第三层是鱼、禽、肉、蛋等动物性食物，每人每天应吃 125~200g（鱼虾类 50g，畜、禽肉 50~100g，蛋类 25~50g）；第四层是奶类和豆类食物，每人每天应吃奶类及奶制品 100g 和豆类及豆制品 50g；第五层塔尖是油脂类，每天不超过 25g。此外还要注意如下几点：

（1）食物多样化，不挑食。食物多样化是健康饮食的基础，每天摄入的食物种类要尽量多样化。几乎所有国家的膳食指南中都提到了这点。每种食物中的营养成分有限，不同食物之间可以互相补充，吃的食物种类越多，摄取的养分也就越全面。

（2）饮食要适量，吃饭只吃七分饱。七分饱对于人体健康、身体机能等多方面都十分有益，甚至还有延长人寿命的潜能。人体对饮食的消化、吸收、转化及储存，主要靠脾胃来完成，若饮食过度，超过了脾胃的正常转化食物量，就会产生许多疾病。在短时间内突然进食大量食物，势必加重胃肠负担，使食物滞留于肠胃，不能及时消化，从而影响营养的吸收和输送，脾胃功能也因承受过重而受到损伤。暴饮暴食会导致胃肠功能紊乱而引发胰腺炎、胃穿孔，甚至危及生命。

（3）饮食应定时，吃饭要有规律。一日三餐，食之有时。因为脾胃适应了这种进食规律，到时候便会作好消化食物的准备。饥一餐，饱一餐，或者饮食无规律很容易得胃病。

（4）人体的主要脏器需要的食物如下：

菠菜是含有胡萝卜素及超氧化物歧化酶等成分的"还原食物"，可以阻止脑血管的病变而保护大脑。蔬菜类补脑食物有韭菜、葱、豌豆角、西红柿、胡萝卜、小青菜、大豆、蒜叶等。国外研究发现，每星期吃番茄三次以上可以预防呼吸系统疾病，保护双肺免受细菌的感染。

坚果类食物大多对大脑有益，例如核桃、花生、开心果、腰果、松子、杏仁等；补脑还可选用糙米饭、猪肝汤等。

保护心脏首选深海鱼。深海鱼里所含的不饱和脂肪酸，是天然抗凝血剂的帮手，可降低血压、抑制心肌的兴奋性、减慢心率。

养肝护肝的食物有动物肝脏、瘦肉、鱼虾、黑枸杞、蓝莓、葡萄、香菇、银耳、海带、紫菜、荠菜、菠菜、芹菜、南瓜、扁豆、红枣、桂圆等。

肾虚者，特别适合吃黑豆。黑豆有补肾强身、活血利水、解毒、润肤的功效。

甘蓝是世界卫生组织推荐的最佳蔬菜之一，被誉为天然"胃菜"。患胃溃疡及十二指肠溃疡的人，建议多吃甘蓝。每天将甘蓝与蜂蜜混合食用，可以促进胃溃疡的愈合。此外，胡萝卜、红薯护眼；香蕉、芹菜护腿；鸡蛋护甲；海带护发；西蓝花护肤，还抗癌，尤其是在防治胃癌、乳腺癌、皮肤癌方面效果尤佳。

（5）青少年饮食。最新数据显示，我国肥胖人群已经突破了9000万，特别是青少年儿童，由于对肥胖危害性的认识不足，以及偏食等一些不好的生活习惯，严重影响了孩子们的身体和心理健康。这一切，又与饮食密切相关。

青少年肥胖主要是饮食不控制导致的肥胖症。

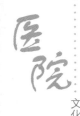

①要减少或控制进食糖分含量高的食物，例如奶茶，碳酸饮料等。

②控制过量摄入油脂含量高等其他热量高的食物，少食用外卖快餐类食物。

③避免饮食过量、过饱，多食可转化为脂肪积聚在皮下，因此每顿饭七八分饱为宜。应摄取优质蛋白质，保证低盐、低脂、清淡饮食，同时，调整饮食结构，可适量增加粗粮、新鲜蔬菜及水果。做到少量多餐，细嚼慢咽，利于消化吸收。

提醒："管住嘴，迈开腿"，也适合孩子。孩子应积极参与学校的各项体育相关的活动，例如跳绳、跑步，各种球类运动等，这样既有助于身体健康，也有益于青少年的心理健康，如缓解焦虑等，同时也能提高社交技能，建立良好的社交关系。孩子课余在家可以骑自行车、平衡车、游泳、爬山等，也可以做些力所能及的家务，例如洗衣、拖地等。既为父母分担了家务，同时也锻炼了自己的身体。适当的体育运动可刺激青少年体内钙的吸收，从而加速骨骼的生长。运动可以加强全身血液循环，增加关节、韧带的柔韧性，有助于生长发育。但孩子不适合经常进行举重、杠铃、铅球等负重训练，科学的运动方式才能有效地提高身体机能。同时，充足的睡眠时间可以大大地减少肥胖的发病率。任何方式方法都不能一蹴而就，饮食＋运动也需持之以恒，方能看到成效。

（姜春英　李爽）

第二节　酸甜苦辣咸，咸味知多少？

大自然中食物的味道主要有五种，即酸、甜、苦、辣、咸，也称为五味，这五种味道不仅满足了人们的味觉需求，也和人们的健康息息相关。食物的味道和它的效用之间有一定联系，也就是不同味道的食物有不同的作用。中医讲五味可以滋养五脏：酸补肝、甜补脾、苦补心、辣补肺、咸补肾。酸、甜、苦、辣这四种味道大家都很熟悉，对于咸味，每人天天接触。有益有害，知道多少？

一道菜或一种零食，如果味道很咸，人们立马就会说"好咸，不好吃！"甚至说："这东西咸得发苦，怎么吃得下去！"人们普遍认为咸味就是盐放的多了。这种认识是不全面的。其实，每种食物都有不同的性味，不同的功效。咸味的食物大多具有补肾的功能。咸味对肾是很重要的，如果几天不吃盐，"整个人就不会动了"。

咸是百味之首，是基本味。它本身并无诱人之处，却能对菜肴起到增味、调和作用。任何食物没有盐调和都很单调，而且盐可去腥、解腻、增鲜。咸味由氯化钠等成份组成。中医认为咸味入肾，咸味食物能调节人体细胞和血液渗透压平衡及水盐代谢，可增强体力和食欲，防止痉挛。因此，在呕吐、腹泻及大汗后，适量喝点淡盐水，可防止体内微量元素的缺乏。咸味具有养肾的功效。但这里所说的咸并不是指多吃盐，而是多吃天然咸的食物。相比于其他味道的食物来说，咸味食疗疗效更为明显。相当一部分咸味食物含碘及无机盐类。咸味食物有软坚散结、润下泻下、补肾养血等作用，多用于痰核、痞块及热结便秘等病症。大部分海产品都是咸的，海带、海参、海蜇、紫菜、墨鱼等海产品，是补肾的最佳食品之一，都属于咸味食物。瘦猪肉也是咸味食物，还有黑豆，黄豆、螃蟹和猪血，鸡血，鸭血等动物血类。咸味的零食也很多，例如咸饼干、肉松面包、火腿肠、干脆面、瓜子、乡巴佬鸡蛋、榨菜等。

咸味食物与一些疾病有相关性。

具有咸味的食物多为海产品及某些肉类，它们还有消肿散结的作用。如海蜇有清热化痰、消积润肠的作用，对痰热咳嗽、小儿积滞、大便燥结者很合适；海带适宜甲状腺结节、痰火结核者；猪肉除能滋阴外，也能润燥，适宜热病津伤、燥咳、便秘者食用；海参补肾益精，养血润燥；海带软坚化痰，利水泄热。

夏天天气炎热，容易出汗，所以体内容易缺盐。炎热的夏天过去，处暑过后，气温逐渐下降，日夜温差逐渐增大，饮食调养方面宜益肾养肝，润肺养胃，饮食上宜多吃咸味食物，如荸荠、沙葛、粉葛等。保健专家提醒，冬季要少食用咸味食品，以防肾水过旺。

如果过量吃盐，不但起不到护肾的作用，反而会加重肾脏负担，导致血压升高。科学研究证实，成年人每天吃盐6g左右即可满足自身之需。过量摄入氯化钠可导致多种疾病。盐和味精是咸中极品，最好少吃。事实上多吃盐会引起高血压、心脏病、胃肠道疾病已经是广为人知的常识了。中医讲"肾主骨生髓"，即人身的骨骼都与肾的功能相关，因此过咸

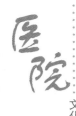

的东西会损坏骨头。长期高盐饮食还会导致心脑血管疾病、糖尿病、高血压等。大约80%的肾脏病患者，也是高血压患者。肾脏病合并高血压患者，80%是容量依赖型高血压，即其体内钠离子浓度过高。因此，所有的肾脏病患者都要低盐饮食。血液病患者应禁止多食咸味食物。咸味的软坚作用会稀释血液并改善血液循环，对多热引起血稠和血液循环不畅有疗效。但是物极必反，咸味过度则让血脉凝滞不通，阻碍血液循环，所以产后、手术后、事故等造成出血严重的患者应禁食太咸的东西。还有因血液异常导致的高血压、心脏病也不宜多吃咸味食物。

少吃盐就是少吃有咸味的食物。然而，盐的成分是氯化钠，除此之外，钠还有各种化合形式。有许多食品吃起来不咸，其实却加了不少钠或盐，如白面包、蛋糕、饼干、果冻等。腌肉、香肠、咸鱼等加工食品含盐更多。因此，购买加工食品时要注意看标签，尽量选择钠含量低的食品。

（姜春英）

第三节　海鲜味道好，多吃不得了

凡出产于海里的可食用的动物性或植物性原料通称为海鲜，螃蟹、龙虾、鱿鱼、带鱼、海鱼等都是海鲜。民间有"山珍海味"之说，古代这类食物一般只有达官贵人和富豪家庭才吃得起，可见海鲜味道之好，价格之高。如今，海鲜不再是可望不可即的食物了，已进入寻常百姓家的餐桌。

海鲜的种类有很多，包括各种海鱼、海虾、海蟹等诸多食材。海鲜中的蛋白质含量一般比较丰富，还含有丰富的矿物质，人们摄入后可以调节身体内的离子平衡，可以预防低钙血症和缺碘导致的甲状腺肿大。除此之外，海鲜中的B族维生素含量也比较多，能够营养神经、改善失眠多梦的状态。海鲜中除富高蛋白、钙质与铁质外，还含有许多微量矿物质如铬、钴、铜、碘、硒、硫、锌等，这几种营养素主要负责体内的代谢，并且维持重要的生理功能。有专家研究指出，每周吃一次海鲜，可以将心脏病的患病风险降低一半。

海鲜的营养价值高，味道好，但也不能多吃。首先，海鲜富含嘌呤，会在体内转换成更多的血尿酸，从而增加肾脏的代谢负担，导致痛风。其次，随着环境污染的日益加剧，贝类和海鱼已经成为重金属汞、砷的最大来源，如果长期食用海鲜会导致重金属等有毒有害物质在体内不断积累，从而危害健康。汞可影响精子的活动能力及令精子数量减少，减少精子的活跃程度，长期在体内积聚也会有损男性生殖健康。被海洋污染的海产品内往往含有毒素和有害物质，过量食用易导致脾胃受损，引发胃肠道疾病。再次，由于海鲜体内容易滋生、繁殖各种微生物和寄生虫，若食用方法不当或烹饪不熟，会发生食物中毒或感染寄生虫。

不宜食用或应少吃海鲜的人有：

（1）患有痛风、关节炎和高尿酸血症的病人。因为海鲜中嘌呤含量较高，容易在体内形成尿酸结晶，加重病情。

（2）过敏体质的人。因为海鲜中含有丰富的蛋白质，这种蛋白质对于人体来说是异体蛋白，容易导致过敏。所以，过敏体质的、有皮肤病的、哮喘的人群，都应该注意少吃海鲜。

（3）孕妇和哺乳期妇女。现今海鲜的含汞量越来越高，孕妇和哺乳期妇女如果常吃海鲜，会影响胎儿和新生儿的神经系统发育。专家认为，孕妇和哺乳期妇女应少吃海鲜，每周最多一两次，每次 100g 以下，而且不要吃金枪鱼、剑鱼等含汞量高的海鱼。

（4）甲状腺机能亢进者。因为海鲜中含碘量较高，过多的碘也会加重此类人病情。

（5）脾胃虚弱、虚寒体质的人。这类人因为身体中的寒气太多，吃了海鲜会加重这种情况，引起消化问题。

（6）患有发热、舌苔厚腻、身上长疮的人。中医认为海鲜是发物，同膻味、芳香的、挥发性的、热性的东西一样，不适合本身就体热的人食用。

提醒：海鲜味道好，禁忌要知晓：

（1）食前一定要将海鲜煮熟食用。因为海鲜当中含有副溶血性弧菌，这是一种耐热性比较强，需在 80℃ 以上才能被杀死的细菌。海鲜中还含有寄生虫，所以吃的时候一定要将海鲜煮熟，这样才可以放心的食用。

（2）不可与啤酒同食。喝啤酒吃海鲜更容易患痛风。虾、蟹等海产

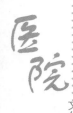

品在人体内代谢后会形成尿酸，而尿酸过多会引起痛风、肾结石等病症。如果大量食用海鲜的同时饮用啤酒，会加速体内尿酸的形成。

（3）不可与茶及水果同食。茶及水果中含有大量的鞣酸，会与海鲜中的钙形成难以溶解的物质，对胃肠不好，特别是胃肠功能不好的人；还会影响人体对蛋白质的吸收和利用，对肠道产生刺激，引起腹痛、恶心等症状，对健康不利。

（4）忌与维生素 C 同食。科学研究发现，食用虾类等水生甲壳类动物的同时服用大量维生素 C，能够致人死亡。

海鲜类含有砷，维生素 C 会和海鲜体内的砷产生化学反应，由五价砷转化为三价砷生成砒霜，导致急性砷中毒，严重时会危及生命。

（5）不要吃隔夜的海鲜。鱼和海鲜隔夜后易产生蛋白质降解物，会损伤肝、肾功能。

（姜春英）

第四章
保健路上：禁烟忌口每天必行

导语

　　忌口，也叫忌嘴，是指病人不该吃的食品，若吃了这些食品会对健康不利。中医非常重视忌口，现代医学同样重视忌口，饮食忌口在营养学中是一个很重要的方面，很多常见病都有着相对的饮食禁忌。比如患有冠心病就要严格限制高胆固醇、高脂肪食物的摄入，尤其是蛋黄、猪脑等。如果患有痛风，就需要严格限制高嘌呤食物的摄入，例如动物内脏、啤酒、海鲜等。如果出现肝硬化，并伴有腹水，就要进行低钠饮食，并控制入水量，严格忌酒和辛辣刺激食物。如果合并食管静脉曲张，就需要避免吃一些坚硬粗糙的食物，例如鱼、排骨等。忌口一定要注意遵循科学的忌口习惯，对于一些故弄玄虚的说法，不必过于认真。

　　一些年轻的朋友，总觉得忌口是医生故意吓唬人的，海吃胡吃是他们最大的快乐，不懂不科学的生活习惯、饮食习惯会给身体健康带来危害。

第一节　禁烟

　　禁烟就是禁止抽烟，因为烟里有尼古丁。尼古丁（Nicotine），俗名烟碱，是一种存在于茄科植物（茄属）中的生物碱，是烟草的重要成分，还是 N 胆碱受体激动药的代表，对 N1 和 N2 受体及中枢神经系统均有作用，无临床应用价值。尼古丁会使人上瘾或产生依赖性，重复使用尼古丁也增加心脏速度和升高血压并降低食欲。大剂量的尼古丁会引起呕吐、恶心，严重时会致死。尼古丁是生命的杀手。

据统计，目前全国每天有 2000 余人死于吸烟，预计到 2050 年将增至 8000 人，在与吸烟有关的死亡病例中，慢性肺部疾患占 45%，肺癌占 15%，食道癌、胃癌、肝癌、中风、心脏病及肺结核共占 40%。如果现有的吸烟模式持续下去的话，目前的年轻人将有三分之一死于烟草，其中一半以上的人将过早死亡，其死亡大致发生在 35~69 岁。

香烟中有 40 多种致癌物质会破坏人体健康细胞。我国肺癌死亡人数已占恶性肿瘤死亡的首位，口腔癌中 50%~70% 是吸烟所致，肾癌和膀胱癌中有 30%~40% 是由长期吸烟所致，吸烟者比不吸烟者患食道癌多 2~4 倍。

妇女在妊娠期间吸烟，由于尼古丁的作用，引起输卵管和盆腔炎症、胎盘过早老化、自然流产、早产、死胎增多，新生儿体重不足，视力减退，冠状动脉发育不良，先天缺损和弱智儿多达 4~5 倍，死亡危险高达 25%~65%。吸烟男子因受尼古丁的损害，使精子计数减少了一半，活力降低，阳痿发生率比不吸烟者高两倍，新生儿畸形比不吸烟者高 5 倍。抗凝障碍，这在日常生活中往往被大家忽视。吸烟者的抗凝血白蛋白比正常人低 24%，这种抗凝物质的减少，是导致静脉血栓形成的重要危险因素，故使吸烟者比不吸烟者更容易发生脑血栓形成和缺血性中风。

精神失常。由于香烟中尼古丁对脑神经的刺激，吸烟者精神错乱的发病率比不吸烟者高出 3 倍。

小便失禁。由于尼古丁的刺激，造成膀胱括约肌功能紊乱，吸烟者比不吸烟者发生尿失禁的危害多了两倍。

急腹症也是不可避免的危害。吸烟家庭中的儿童，由于被动吸入烟雾（比主动吸烟所受亚硝胺毒害高达 50 倍），刺激了迷走神经，引起肠道痉挛，故出现饭前厌食、饭后腹痛之症。

除了致癌、不孕不育、神经和精神紊乱，心血管这个大隐患也是会因吸烟而随时引爆的。由于尼古丁使神经系统兴奋，肾上腺分泌增加，小动脉痉挛，心率增快，进而加重心脏负荷，导致吸烟者心血管病发病率比不吸烟者高出3倍，心脏病发病率高出5倍，心肌梗死发病率高出3.6倍。

每天吸1包烟，连续吸30年，体内尼古丁含量累计可达109.5g，可以毒死22万只老鼠。全世界每13s就有1人死于吸烟中毒症。

很多医院都设立了戒烟门诊，全民努力一起帮助吸烟者活出健康。可通过吸烟次数及量的递减方式慢慢消除对烟的依赖性，循序渐进之后再丢掉所有的香烟、打火机、火柴和烟灰缸等和吸烟有关的物件，同时避免去往常习惯吸烟的场所或活动。建立健康的生活方式，多喝水，多食蔬菜瓜果，增强运动，加速代谢，提高体质。还应避免食用含有咖啡因的咖啡、茶或可乐饮料，因咖啡因与尼古丁有着密切关系。全民戒烟，从我做起。

（何思云　殷琴）

第二节　痛风患者的忌口

当痛风发作的时候会给患者带来极大的痛苦，甚至会让患者难以入睡。痛风也像其他疾病一样，会引发多种不适症状，因此患了痛风之后要积极进行治疗并仔细护理。在治疗方面不但要服用降尿酸类药物，还要服用消炎类药物，在护理方面则要注意饮食和运动，饮食方面要尽量少吃大鱼大肉，避免因嘌呤摄入过多而导致尿酸升高，在运动方面则要进行恰当的运动，使人体的代谢能力变得更强，使尿酸能够顺利的排出体外。痛风患者应该禁忌的食物如下：

（1）鱼。如果患有痛风，应该要远离嘌呤含量高的食物。饮食中适度的嘌呤水平是没问题的，但高水平的嘌呤可能会导致痛风发作。很多鱼和海鲜都含有高水平的嘌呤，痛风患者应该少吃。

（2）动物内脏。动物内脏是很受欢迎的食物，很多人每餐都会吃。但值得注意的是，动物内脏的嘌呤含量通常很高，也是痛风发作的诱因。痛风患者要注意动物内脏的摄入，少吃猪肝、猪大肠等食物。

（3）禁酒，特别是啤酒。喝啤酒是痛风发作的最大诱因之一。啤酒中的嘌呤含量虽然不高，但是大量饮用的话会导致身体无法代谢，在体内生成大量的嘌呤，从而增加痛风发作的风险。如果喝啤酒的时候吃海鲜的话，会使痛风发生的可能性大大增加。

（4）少吃刺激性较强的调料或香料；少盐，每天的盐摄入量控制在2~5g。

（5）蛋白质最好根据体重，每天每公斤体重控制在0.8~2.0g，最优质的蛋白质就是牛奶、鸡蛋、鸡肉等。

（6）尽量减少脂肪的摄入。避免浓肉汤，要减少摄入量。

（7）尽量少摄入豆制品等。

（8）尽量避免使用抑制尿酸分泌的药物。

（9）干果类食物要控制其摄入量，特别是花生、开心果，这两种干果的嘌呤含量比较高。

（10）高糖饮料，比如市面上的橙汁、碳酸饮料（可乐、雪碧等），这些高糖饮料要减少摄入。

痛风患者宜食用的食物如下：

（1）肉类。肉类对人体正常新陈代谢非常重要，可以增强人体抵抗力，痛风患者应当少量补充火腿、羊肉、熏肉等嘌呤含量低的肉类。

（2）蔬菜和菌类。蔬菜以芦笋、四季豆、青豆、豌豆、菜豆、菠菜、萝卜、白菜、卷心菜、胡萝卜、芹菜、黄瓜、茄子、西兰花、甘蓝、莴笋、南瓜、西葫芦、番茄、山芋、土豆、泡菜为宜，菌类以各种蘑菇、真菌植物为宜。

（3）饮品。饮品主要包括水和茶，其他的饮品并不适合痛风病患者饮用。痛风病患者要适当加大日常饮水量，从而加大尿量，促进尿酸正常排出。如果是在痛风病间歇发作期，为促进药物吸收，加快药物分解排泄，更要加大饮水量，最好保持每天2000ml饮水量。推荐痛风病患者日常饮用绿茶，绿茶中的成分可以促进人体内尿酸排出，提高肾脏活力。

痛风主要症状：

（1）脚趾疼痛。大多会发生在脚的大拇指。患上痛风之后体内会产生大量的尿酸，当这些尿酸无法排出体外的时候，则会残留在血液当中，当这些血液流进大脚趾的时候，则会引发剧烈的疼痛，疼痛有时会持续几个小时，有时则会持续多天。

（2）关节肿胀。当尿酸聚集在关节附近的时候，则会使关节部位产生炎症反应，从而导致关节出现肿胀。随病程的延长，肿胀越严重，会从脚延伸到腿，最为严重的时候，各个关节都会出现红肿发炎的情况，适当进行冰敷，对于缓解不适感以及疼痛感有一定的帮助。

（3）皮肤红肿。关节周围的皮肤会发生红肿，随着病程的延长，皮肤的颜色会逐渐加深，有时甚至会变成紫红色，在尿酸排出体外之后则会得到缓解。

（4）脱皮。痛风会使皮肤的颜色与形态发生变化，使皮肤出现发痒、干燥及脱皮的情况。痛风得不到有效治疗，会导致皮肤破裂和出血，进而感染。

（5）疲劳。痛风不会直接导致患者出现疲劳的症状，长时间的发烧和疼痛却会对精神症状产生不良影响，而处于疲劳状态中。

（6）发热。当痛风出现在身体其他部位的时候，则会使身体的免疫系统受到不良的影响，出现发热，大多数表现为低烧，还会出现恶心等症状。

（7）尿酸升高。血液中的尿酸水平升高是痛风最主要的症状之一。在进行检查的时候，有些患者甚至会表现为高尿酸血症，此时不但会出现剧烈疼痛，而且还会出现关节囊肿的情况。

（汤睿）

第三节　糖尿病人要学会忌口

糖尿病是常见病、多发病，是一组由多病因引起的以慢性高血糖为特征的代谢性疾病，是由于胰岛素分泌和（或）利用缺陷所引起。长期碳水化合物、脂肪、蛋白质代谢紊乱，可引起多系统损害，导致眼、肾、神经、心脏、血管等组织器官出现慢性进行性病变、功能减退及衰竭。糖尿病患病率与发病率增长迅速，病情严重或应激时，可发生急性严重代谢紊乱，例如糖尿病酮症酸中毒、高渗高血糖综合征，所以血糖的控制非常重要，而健康饮食及运动疗法对于血糖的控制尤为关键。

糖尿病人吃什么好一直是糖尿病患者及其家属比较关心的话题，基本的原则是：可能快速提升血糖及糖分含量高或者淀粉、脂肪含量高的食品是要少吃的。

糖尿病患者的饮食应该是平衡膳食，就是在总热量控制的前提下，尽可能做到谷类、肉、蛋、奶、蔬菜及水果种类齐全，以便获得均衡营养。建议多吃些血糖指数较低的蔬菜，如黄瓜、西红柿、青菜、芹菜等；水果如柚子、猕猴桃、草莓、桃、青苹果（少量的）等；选择优质蛋白质，如瘦肉、牛奶、鱼类等；主食最好选择粗粮，如全麦粉、玉米面、荞麦面、燕麦面等，也可以食用米饭，但要注意摄入的总量。

需要严格限制的食物主要包括：蔗糖、糖果、蜂蜜和含蔗糖较高的甜食及含糖饮料等。需要强调的是，糖尿病患者没有绝对不能吃的食物，关键是要做到何时吃、怎样吃、吃多少。

一般来说，糖尿病病人一日至少要吃三顿，并且应该定时定量，可把主食和含蛋白质和脂肪的食物比较均匀地分配在三餐里，每餐都要既有主食，又要有副食，一般按早餐 1/5，中餐和晚餐各 2/5 或按每餐各 1/3 的比例分配。

糖尿病是富贵病，也是痛苦的病，最大的痛苦莫过于不能随心所欲的满足自己的食欲。就拿水果来讲，一些糖尿病患者则视水果为"禁区"。还是有一些水果是糖尿病患者可以吃的，只是要控制摄入量。

（1）选择含糖低的水果。糖尿病人可以选择一些含糖量低的水果吃，例如含糖量在 4%~7% 的有草莓、白兰瓜；含糖量在 5%~10% 的有鸭梨、李子、樱桃、桃、菠萝；含糖量在 9%~13% 的有苹果、杏、柚子。吃水果的两个小时前要测下血糖是否正常，如果上升太高，则应减少水果的进食量，如无明显升高可试着吃一点。

（2）血糖控制。不是所有的糖尿病患者都能吃水果，只有血糖控制较理想，一般说来，空腹血糖 7.8mmol/L 以下，餐后 2h 血糖在 10mmol/L 以下，以及糖化血红蛋白在 7.5% 以下，血糖没有较大的波动，完全可以选用含糖量低、味道酸甜的水果。而那些血糖高、病情不稳定的患者只能选用含糖量在 5% 以下的水果，如西红柿、黄瓜等。

（3）食用时间。选在两餐之间，饥饿时或者体力活动之后，作为能量和营养素补充。通常可选在上午 9 点半左右，下午 3 点半左右或睡前 1h，不提倡餐前或饭后立即吃水果，避免一次性摄入过多的碳水化合物，致使餐后血糖过高，加重胰腺的负担。

（4）数量。一般每天进食不能超过 1 个交换单位。苹果、梨、桃 200g 或西瓜 500g 约为 1 个交换单位。在进食水果的同时要与主食进行等热量交换，也就是说进食水果 1 交换单位，如苹果 200g，就要相应减去 1 交换单位主食，如大米 25g。这样做既不会影响血糖，又补充了身体需要的水果中的营养物质。

（5）热量。吃水果时主食摄入量要少一些，控制好碳水化合物的摄入量，控制每天体摄入的总热量保持不变就可以了。

生命在于运动，运动疗法是一种很有效调整糖尿病患者机体血糖的一种方法，糖尿病的运动疗法主要适用于 Ⅱ 型糖尿病肥胖而没有严重并发症的患者，以及一型糖尿病稳定期的患者，一般要求每天运动 30~60min，最好是长期坚持有氧运动，例如快走、慢跑、骑自行车、做广播操及健身操、打太极拳、游泳等，而且可以根据具体情况，按照循序渐进，逐步增加运动量的原则酌情安排。

糖尿病患者运动时请注意：

①运动前后测血糖，如果有严重的并发症，例如肾脏、眼睛、大血管的并发症，不适合运动；血糖特别低，特别波动的时候，也要避免剧烈运动，需要征求医生意见。

②选择合适运动装备，例如鞋是不是软的、跟脚的，衣服要松软的一些。

③要选择适合自己的运动量，持之以恒，循序渐进，以不感疲惫为宜。

④运动时间要注意，避免在空腹状态和饭后立即运动，宜餐后 1h 运动，建议每次运动 1h 左右，最好随身携带糖果，以免发生低血糖的现象。

（徐敏）

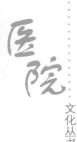

第五章

动静结合：快乐保健

导语

　　现代医学对保健的解释很简单：养好身体，提升抵抗力，预防疾病，延年益寿。对于身体健康来说，治病不如防病，防病不如不生病。可惜很多人都是等生病了才会去治疗，才能想明白这个道理，而不是说在平时生活中去发现去预防，把各种疾病消灭在萌芽前。

　　"上工治未病，不治已病"是说高明的医生注重疾病预防，而不是得了才想起来治疗，而是注重预防。预防的方法是保健。在现实生活中，有许多人饮食不节、起居无度，不良的生活习惯助长着疾病的发生与泛滥。人一旦患了病，就能懂得那份心酸，得病容易去病难，家财万贯也无法消除病魔的侵袭和折磨。

　　健康生活，应以预防为主，防患于未然。国人的身体大都属于亚健康状态，当压力过大，身体免疫力很低时候，就会生病，平时从小事做起：调整作息时间、科学饮食搭配、保持愉快的心情、健康的生活状态，就能够预防疾病。

第一节　健康之行，始于足下

　　人们常说"千里之行，始于足下"。脚勤人长寿，脚健人身壮。运动是生命之源，也是最好的长寿之道。脚上有 60 多个穴位和反射区，是人体的第二心脏。锻炼足部有助于健康。《黄帝内经》中也论述了"健康之行，始于足下"的说法。

足部按摩，可使足部的血液循环顺畅，促进全身血液循环，加速机体新陈代谢、补充营养，使机体健康、正常地运转。

"饭后百步走，能活九十九"。散步是一种很好的运动方式，而且能为大部分人所接受。散步运动的幅度不是很大，尤其适合老年人。散步除了能够锻炼足部外，还能够使全身其他组织器官得到锻炼。尤其是饭后散步能促进消化系统对食物的吸收消化，促进肠蠕动，避免一些肠道疾病的发生；还能降低血糖，促进体内的血液循环，增强人体的代谢能力，避免脂肪在体内堆积，尤其是对于肥胖的人，饭后散步能够达到减肥的作用。同时，散步对骨质疏松症、颈椎病、高血压、便秘有着一定的治疗作用。

快走也是足部运动。快走可以预防很多慢性疾病的发生。有效的快走可以预防老年痴呆症；可以锻炼肺活量，提高呼吸肌功能；可以促进心脑血管系统的活力，降低中风、动脉硬化、高血脂、心脏病等疾病的发生概率；可以促进脂肪的燃烧，增加血糖的代谢，对于糖尿病有改善作用。同时，快走还可以强筋健骨、提高机体运动功效、预防骨质疏松、健脑益智、提高工作效率、增进胃肠蠕动、改善食欲、防治便秘等。但快走也要量力而行，制定适合自己的锻炼目标，这样才能取得好的效果。

跑步的好处多多，对人体的锻炼作用是比较全面的。长期坚持跑步可以改善心肺功能；产生令人愉悦的多巴胺，改善情绪，减少抑郁症的发生；改善睡眠质量；降低胆固醇的水平，减少脂肪肝的发生；降低血糖水平，减少糖尿病的发生；可以降低体重，减轻脂肪在腹部的堆积，改善形体；还可能治疗某些眼疾。总之，跑步对人体的作用是比较全面的，对眼睛、颈肩部、脊椎、心脏、血液、肺部及呼吸系统、肝脏、腹部、胃肠、腰部、臀部、膝盖、腿部肌肉、全身其他肌肉和骨骼等部位有明显的益处。

其他的足部锻炼有动趾搓脚、赤脚运动、单脚跳跃运动等等，但一定要根据自身的身体状况来决定运动方式。

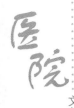

足部运动一天走多少步比较好呢？一般每天走 5000 步至 10000 步左右即可，避免损伤膝盖。每次运动至少十分钟，每天运动累计达到 30min 以上最好。运动指南指出："每位成年人，为健康效益，要确保每周 5 天、每次至少 30min 的中等强度。"老年人步行健身应降低强度，快走应控制在 30min 以内、散步 60min 以内。晒晒脚，用热水洗脚，都对脚步健康有好处。

另外一种脚，就难以知"足"常乐了。这足是糖尿病患者的脚。

由于合并神经病变及各种不同程度末梢血管病变而导致下肢感染、溃疡形成的深部组织的破坏，从而引起糖尿病足。糖尿病足是可以预防的。

（1）加强足部日常护理。保证环境、床单及患者皮肤的清洁，改善局部血液循环，防止患部受压，合理饮食，足部自我检查内容包括各种损伤、擦伤、水疱；皮肤干燥、皲裂；鸡眼和老茧；皮肤温度、颜色；趾甲异常；肿胀、溃疡、感染；霉菌感染。

不要赤脚，要穿合适的鞋袜。选择厚底、圆头、宽松、软皮或布面、系鞋带的鞋子，选择棉质、羊毛制成的袜子，袜子不宜太小，袜子的上口不宜太紧，袜子的内部不能有接缝并做到每天更换。尽量在下午买鞋，因为双脚在下午都会有一定的肿胀，需要穿着袜子试鞋，两只脚同时试穿，动作要缓慢。穿新鞋时，20~30min 后应脱下检查双脚是否有压的区域摩擦的痕迹。穿鞋前，应检查鞋里是否有异物。不要穿外露脚趾的凉鞋，也不要赤脚穿鞋。

（2）坚持每天用温水（<37℃）泡脚，时间 10min 左右，不要过分浸泡双脚，最好不要超过 10min；使用中性的肥皂，用手或温度计测量水的温度，用浅色毛巾擦干脚趾间的水分，并检查有无出血和渗液；保持脚趾间干爽，如果脚趾间因为潮湿而发白，可用酒精棉签擦拭处理。

（3）剪趾甲时应确保能看得很清楚，直着修剪，避免边上剪得过深，剪去尖锐的部分，不要让趾甲长得过长，不要到公共浴室修脚，出现问题及时找医生。皮肤干燥要使用润滑或护肤软膏。脚部出现鸡眼、甲沟炎、水泡、皮肤破损等情况要及时就医，不要自己处理。

（4）适当运动，戒烟酒。如果患有糖尿病，需牢记全面控制血糖及代谢异常；正确的足部卫生保健；选择一双舒适的糖尿病鞋；至少每年到医院检查一次糖尿病足部并发症；如有问题，及时联系糖尿病专科医生。

（姜春英　付三梅）

第二节　运动只选对的，不选累的

泰戈尔曾经说过："静止便是死亡，只有运动才能敲开永生的大门"。生命在于运动，无论是预防疾病还是医生对病人的"嘱托"，运动都是必不可少的一项。一份权威医学期刊曾报道：全世界每年至少有 390 万人通过充分的身体活动而避免过早死亡。而在我国，运动预防了 18.3% 的死亡，相当于避免了 101.65 万 40~74 岁的人过早死亡。刊登在《运动与健康科学》英文版上的一篇文章中，研究人员通过对 26 种疾病的运动干预证实，运动可对疾病的预防和康复发挥积极作用。

现代人都知道运动的重要性，但是一般民众往往选择自己感兴趣的运动，而非适合自己的运动，结果可能造成更大的伤害，达不到健身效果。近年来，因运动伤害就医的人越来越多，因为不少人缺乏运动常识，一上场就全力以赴，热身准备不足；或者自恃身强体壮，常常运动过度。例如有人打保龄球一打就是一晚上，结果造成手臂急性扭伤和拉伤；有些人一上球场，又跑又跳，很容易导致膝盖韧带断裂等。

运动疗效这么好，相信很多人就会有疑惑，运动类别那么多，究竟怎样的运动才是适合自己的呢？研究发现，不同运动会对身体产生不同的影响，也就可以给不同需求的人带来想要的效果。

运动的效果也绝非一日就能立竿见影。所以，我们怎样选择一个适合自己，并能长期享受其中的运动？如何科学运动，预防运动损伤呢？听听运动专家怎么说。

时下，不少老年人为了提高生活质量，达到健康长寿的目的，热衷于体育锻炼，参加各种适合老年人的锻炼项目。须知老年人各脏器的组织和功能均已出现不同程度的退行性变化，有的还患有某些慢性疾病，因而老年人在健身运动中除需要注意因人而异、循序渐进、持之以恒等原则外，还应注意运动量的自我监测，对自己的健康状况和生理功能变化做连续观察并定期记录，其目的在于评价锻炼效果，调整锻炼计划，

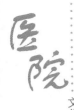

防止过度疲劳和运动性损伤，从而更有利于健康水平的提高。一般来说，老人坚持每天运动 30min，这样可以使心脏病风险降低一半。锻炼的方法有很多种，例如慢跑、散步、骑自行车、做保健操、太极拳、气功等。

　　患有关节炎的患者如果锻炼的话，一定要以轻柔的锻炼为主，应该尽量做到不负重或关节少负重，以增强肌肉力量、增强关节活动度为目标，达到增加耐受性、减轻疲劳、增强抵抗疾病综合能力的目的，防止病变的进展。因此，比较适合骨关节炎患者的运动项目有游泳，因为游泳时身体是飘浮在水中的，关节几乎不承担负重，同时游泳可以增强全身的肌力，包括多关节的活动。另外，也可以在床上做类似游泳的身躯动作，每天早晨醒来和入睡前活动，可以先选择活动上肢包括肩、肘、腕，然后做下肢的一些身躯活动，如果长期坚持效果还是不错的。切记不能进行激烈的运动和锻炼，这样会加重损伤骨关节。锻炼的时候最好选择早上或傍晚进行，下雨的时候应该停止一切在室外的活动，可以在室内进行一些简单的锻炼。另外，也要及早到医院进行治疗，控制疾病的发展，在生活上要注意调整自己的作息时间，调整自己的饮食习惯。

　　运动疗法是治疗糖尿病的基本法方之一，运动有利于增加肌肉组织对葡萄糖的利用，从而降低血糖。糖尿病患者应如何选择适合自己的运动方式呢？适当进行有氧运动，少做无氧运动。糖尿病患者一般可在餐后 1h 后运动 20~30min，每天 2~3 次，以中等强度的运动，即每 10min 消耗 80 千卡热量为宜。此外，糖尿病患者可以做家务劳动，但家务劳动不能代替运动，因为家务劳动的运动量往往不够。在专家的帮助下制定适合自身的运动计划。运动时选择合脚、舒适的运动鞋袜；运动过程中注意心率变化及感觉（轻微喘息、出汗等），以掌握运动强度；运动即将结束时，逐渐减少运动强度，使心率降至运动前水平，而不要突然停止运动；在每次运动结束后应仔细检查双脚，若发现红肿、青紫、水疱、血疱、感染等，应及时请专业人员协助处理。运动的选择，应根据自身年龄、体质、性别等条件，选择适合自己的运动项目，遵循循序渐进、持之以恒、量力而行等原则，不可逞强好胜。运动是开启健康的一把钥匙，对身体的益处数不胜数。

（黄敏）

第三节　运动防病也治病

运动治病也防病。生活中很多职业因为工作性质的原因，需要长时间保持低头，需要长时间的保持注意力高度集中，在这种情况下颈部出现各种疾病的概率就非常高，长期低头工作容易造成颈椎间盘突出、颈椎不稳和颈肩部疼痛等病症。

颈椎间盘受损突出压迫脊髓神经，会出现上肢放射痛、手麻、握力减退、活动不利索。颈椎病变加重椎间小关节错位及颈椎不稳，可引起头痛、头晕、记忆力减退、注意力不集中、睡眠不好等症状。

颈肩背部疼痛，因为颈椎组织中的肌肉比较容易受伤，特别是颈椎出现屈曲动作时，在低头动作中颈椎负重改变，肌肉会产生过度收缩和被动拉长现象，这容易损伤颈部的肌肉及颈椎小关节囊并会出现疼痛症状。

避免长时间低头工作，改变坐姿、活动颈部和四肢可以减少肌肉的疲劳。

颈部运动是最好的预防方法：

（1）头慢慢向后仰牵拉到极限，然后保持5s，慢慢回到正中位置；慢慢偏向左侧，保持住5s，慢慢回正中位；头慢慢偏向右侧，保持5s，回到正中位；头慢慢向左侧旋转，保持5s，回到正中位；头慢慢向右侧旋转，然后保持5s；回到正中位。

（2）将右手臂伸出来，大拇指竖起来，眼睛看着拇指；头慢慢向左侧旋转，手臂保持不动，眼睛始终保持盯着拇指，保持3~5s；头再慢慢向右侧旋转，上臂仍保持不动，眼睛使终盯住拇指，保持住3~5s，回到中立位；手臂上下移动，眼睛紧盯拇指，此动作3~5s。

（3）将我们的左手掌放在右肩上，右手放在头顶上，右手将头向右前下方牵拉，直到感觉到有拉扯感，保持住10~15s，再慢慢放松，回到正中位；再将右手掌放到左肩上，左手放在头顶上，左手将头向左前下方牵拉，直到能感觉到牵拉感，保持10~15s，慢慢放松回到正中位，这组动作重复3~5次。

（4）两手从前额发际线开始，到颈后发际终止，以手为梳分三路梳

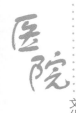
头，头部穴位丰富，此路线按经络中阳明、太阳、少阳经路线循环，可疏通脑部气血。重复 3~5 次。

工作中需要长时间保持同一个姿势，很大程度会出现颈部的疾病。因此，在工作生活当中一定要注意预防并加强颈部锻炼。除了颈部锻炼外平时可以出门放放风筝、打羽毛球等，做些经常仰头的运动能加强颈部肌肉后伸的力量；游泳也是能锻炼颈部和腰背部肌肉的，能很好地减轻肌肉劳损。

（杨萍）

第四节　用音乐调节自己的情绪

生活中，音乐无处不在。它除了能带来美的享受和熏陶，同时也能促进心理健康。中国魏晋诗人阮籍有道："乐者，使人精神平和，衰气不入，天地交泰"。一位心理学家说道："音乐可以渗透到病人难以打开的知觉中去，并使之与外部世界沟通"。可见音乐对人们情绪和躯体健康具有特殊的力量。聆听音乐可能是人们调节情绪最好的方式之一，它具有缓解紧张和焦虑，帮助身心放松的独特效果。

研究结果显示，人们在聆听音乐时，中脑边缘的纹状体区域得到激活，伏隔核与听觉皮层、腹内侧前额叶等音乐加工脑区的功能连接也更强，纹状体与伏隔核是大脑奖赏系统的一部分，当人体需求得到满足时，大脑的奖赏系统就会激活并释放多巴胺等神经递质，从而获得愉悦感。因此，人们在聆听自己偏好的音乐时，大脑音乐加工区域的激活及由此诱发的愉悦感可能就是音乐影响情绪的重要原因。音乐的旋律、节奏和音色通过大脑感应唤起人们相应的情绪体验，激发内心积极的情感得以释放、消极的情感得到宣泄；音乐还能吸引和转移人的注意力，改变或抑制现有的负性情绪，从而获得良好的心理状态。倾听音乐，借助音乐的旋律和节奏，调节和改善人的心理状态。不同的音乐所激发的情绪反应不同，例如节奏明快、铿锵有力的进行曲能振奋人的情绪，旋律优美、悠扬腕转的轻音乐能使人情绪安定和轻松愉快，动感十足的摇滚乐即可激发人的斗志，也可让愤怒的情绪得以宣泄等。

音乐能够作为一种调节情绪的工具，还由它所潜在的特性决定的：

①音乐能直接影响一个人的内在感情。

②音乐能激发一个人内在潜力。

③音乐可适用于不同层次的人群。

④音乐是一种非语言的沟通工具。

⑤音乐能使一个人得到美的享受。

⑥音乐能帮助一个人宣泄内在的情绪。

⑦音乐能促进人与人之间的关系和谐。

每个人的性格、爱好、情感、处境不同，对音乐的喜好、选择也不同，当人们选择听自己喜欢的音乐风格而不是听别人选择的音乐时，情绪影响效果最为明显。在乐曲的挑选上，选择符合自己心境的音乐最为合适，并注意音乐"阴与阳""静与动""强与弱"等的平衡性，适合自己的，就是最好的。每个人可以根据自己的心情和需求选择合适的音乐曲目。

1.解除抑郁

选择欢快、舒缓的乐曲：《步步高》《喜洋洋》《喜相逢》《彩云追月》《春天来了》《金蛇狂舞》《夜深沉》《旱天雷》《边塞舞曲》《春节序曲》《蓝色狂想曲》《忧郁圆舞曲》《苗岭欢歌》《滚滚长江东逝水》等。

2.克服焦躁

选择一些引导思维趋向宁静、缓解压力的乐曲：琴曲《梅花三弄》《春江花月夜》《流水》，广东音乐《雨打芭蕉》，二胡曲《汉宫秋月》《空山鸟语》，古筝曲《阳关三叠》《云水禅心》，钢琴曲《菊次郎的夏天》《天空之城》等。

3.解除疲劳

可找一些轻松舒缓的乐曲：《彩云追月》《牧童短笛》《假日的海滩》《四季》《矫健的步伐》《十五的月亮》《大海》《卡门》《敢问路在何方》等。

4.治疗失眠

多听节奏少变、旋律缓慢、清幽典雅的乐曲。《摇篮曲》《军港之夜》《平湖秋月》《平沙落雁》《二泉映月》《催眠曲》《仲夏夜之梦》等。

5.消除紧张

建议听一些轻音乐，消除紧张情绪。班德瑞的《雨的印记》《寂静的

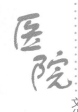

山林》《追梦人》《风的呢喃》《清晨》《卡布里的月光》等。

6. 振奋精神

可选择节奏欢快、积极健康的乐曲。《步步高》《春节序曲》《金蛇狂舞》《拉网小调》《命运交响曲》《狂欢》等。

7. 深深思念

可以独自欣赏《梁祝》《小路》《莫斯科郊外的晚上》《山楂树》《花儿与少年》《鸳鸯双栖蝶双飞》《枉凝眉》等。

（刘琴）

第四节　善良人生，快乐生活

善良地面对生活，快乐地过好每一天。这是希望，也是实际可以做到的事。快乐是一种美好的状态，人人向往。在日常工作与生活中，却常常会遇上各种各样的心理压力，给心理造成不少困扰。心理压力如果不能及时排解，则可能引发不良情绪，严重的可能会导致抑郁症和各类身心疾病，影响工作、学习和生活。其实世间很多事物并无所谓的好坏，快不快乐都在内心怎么看待，了解和掌握一些心理调节的相关知识，可以及时化解工作和生活中的压力，有效缓解负性情绪，这就是心理保健。

1. 接纳

人往往遇到不顺遂的事就选择避开绕道，不愿或不敢接受和放下。有些事勇敢面对，学会接纳不快乐，因为没有任何一种情绪是不应该存在或应该被消灭的，理解是情绪中的一部分，试着去找到不良情绪所提示的信息或积极的部分，慢慢转变心态。

2. 认识

正确认识自己的现状，相信自己的能力，不要给自己制订很难达到的目标，确定未来的目标要定在自己的能力范围内，在追求目标的过程中感受当下的快乐，即使中途出现一些挫折，也是为目标的实现增加一点乐趣。

3. 诉说

多与他人接触和交往，不要自己独来独往。和朋友多聊天，把自己的心情说出来，朋友的安慰会起到很好的作用。向自己的亲人倾诉，他们的帮助也很重要。

4.兴趣

快乐就是做该做的事，做自己喜欢做的事，在平时多培养一些能让自己快乐的兴趣。做一些有趣的事情，会给我们带来满足感和价值感。

5.转移

学会转移注意力。尽量多参加一些活动，例如旅游、看看电影、电视或听听音乐等。可以参加不同形式和内容的社会活动，例如讲演、参观、访问等，但不要太多。

6.运动

养成适量运动的习惯。适量的运动不仅可以锻炼我们的身体，保持健康，同时也是改善不良情绪的有效方法之一。运动会促进肾上腺素和多巴胺的生成，这些激素能够让我们变得更加开心，压力得到释放。

7.正念

正念是指有目的的、有意识的关注、觉察当下的一切，而对当下的一切又都不做任何的判断、任何的分析、任何的反应，只是单纯地觉察它、注意它。当负面的感觉出现时，只要保持对它的觉察，就可以降低相应而生的情绪反应，并帮助我们脱离负面的感受。常用的方法有静坐冥想、观呼吸、身体扫描等。

快乐来自内心的体验，是可以调节的。内心世界，只能由自己去发现。快乐也只能由我们自己去寻找。不良情绪作为一种心态有一定的时限性，通常是短期的，人们可以通过自我调适，充分发挥自我心理防卫功能，使心情恢复平静。但如果长期处于不良情绪的状态下，通过以上的心理调节都无法得到改善，那就不是一个正常的情绪反应了，可以选择到正规医院心身科寻求专业帮助。

（刘琴）

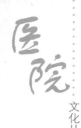

第六章

慢病慢治：治病保健融为一体

第一节 慢性阻塞性肺疾病康复保健

慢阻肺全名慢性阻塞性肺疾病，是一种可预防可治疗的慢性气道炎症性疾病，主要特征是进行性发展、不完全可逆性气流受限，是由于呼吸道感染得不到及时有效治疗、长期吸入有害气体或慢性肺部疾病长期不能治愈等引起的肺部异常炎症反应，以致气管狭窄阻塞、肺弹性回缩力降低、呼气时气流受限而导致的疾病。其主要症状是慢性咳嗽、咳痰、气促、喘息、胸闷等，随着病情发展，呼吸功能逐渐下降，最终发展为肺心病，甚至呼吸衰竭。在慢阻肺的治疗中，除坚持服用药物治疗以外，患者要进行康复保健。

1. 戒烟

自行戒烟、避免二手烟及有害气体的吸入，是预防慢阻肺发生的重要措施。慢阻肺的患病与长期抽烟有很大的关系，烟草的刺激会导致气道发生炎症反应，出现咳嗽、咳痰等症状。戒烟后减少气道刺激，症状得到改善，肺功能得到保护，烟民患者控制病情的唯一方法就是停止抽烟，戒烟也是目前最有效和最经济的治疗措施。戒烟一周后咳嗽、咳痰症状也会得到很大的改善。

2.饮食调理

在饮食方面，要适当地增加热量、维生素以及蛋白质的摄入，由于慢阻肺患者营养物质摄入减少、消化吸收不良、能量需求增加和分解代谢增强等原因，常发生营养不良，致使免疫功能低下，日常应该适当地加强营养，多吃一些富有营养、容易消化的食物，例如鸡蛋、瘦肉、牛奶等，保证身体蛋白质的补充，而对于富含矿物质、维生素比较多的新鲜的蔬菜和水果也应该多吃一些，但不要吃辛辣、油腻、刺激等不容易消化的食物。

3.呼吸训练

缩唇呼吸是一种可以锻炼肺功能的呼吸训练方法，是指用鼻子进行吸气，保持 3s 左右，然后嘴巴撅起缓慢吐气。

腹式呼吸是指在吸气时让腹部凸起，呼气时让腹部凹陷，进行腹式呼吸练习的目的在于让患者学会用腹肌的运动来增大肺活量，增强呼吸功能。

4.运动疗法

慢阻肺患者进行运动锻炼时，要选择适合自身条件的运动，掌握好运动时间及运动量，运动量宜从小开始，量力而行，逐渐增强运动耐受能力。在开始锻炼时，以慢步行走为主，以不出现气短为度。锻炼方式可以是散步、慢跑、骑脚踏车、打太极、游泳、爬山等。运动康复重在坚持。

5.家庭氧疗

正确实施家庭氧疗，掌握氧疗指征，根据缺氧程度，选择适宜的氧疗方式及流量，特别注意监测和改善夜间低氧情况，纠正患者氧疗会产生依赖的错误思想，提高长期氧疗的依从性。通过家庭氧疗，可减少反复住院次数，增强心肺功能，延长患者生命。

6.良好的心情

慢阻肺患者大多患病时间比较长，心情经常紧张、焦虑、抑郁等，这对病情的恢复没有帮助，所以还应该注意让患者保持轻松愉悦的精神状态，有利于提高抵抗力，减少病情反反复复出现。

呼吸，是生命的基础，每个人都需要呼吸。但是，对于大多慢阻肺

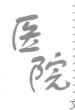

患者来说，能够正常安静的呼吸，是他们最大的奢望。因为一旦患上慢阻肺，病情就很难逆转，呼吸功能受损，大多患者最终都发展成为肺心病甚至呼吸衰竭。这并不意味着患了这种病只能"坐以待毙"，积极的药物治疗，配合呼吸、运动、康复保健完全可以缓解病情。

（胡柳红）

第二节　肺部结节，"肺"常担心

在健康体检中，肺部结节的检出率越来越多，阳性者最担心的是这个"结节"是不是恶性肿瘤？会不会变成恶性肿瘤？发现了结节该怎么办？要不要治疗？怎样治疗？不要惊慌失措，以下科普一些肺结节病症的知识。

1.肺结节是什么？

肺结节病症是机体内多器官、多系统产生的一种肉芽肿性疾病，经常会侵犯到皮肤、淋巴结等部位，其中胸部受到侵袭的概率为80%~90%。通过胸部CT可以发现患者肺部组织等存在有≤3cm的类圆形、局灶性阴影，当阴影>3cm时，将其称为肺包块或者肺肿块。在全世界范围，肺结节病症在欧美国家的发病率最高，东方民族较为少见，多数情况下患者年龄都在20~40岁，并且女性患者略多于男性患者。

肺结节的分类：

（1）实性结节：能遮盖正常肺组织的高密度均匀的结节影。

（2）部分实性结节：又叫混合实性结节，既有实性密度又有磨玻璃样密度。

（3）磨玻璃结节：肺内模糊的不完全遮盖肺组织的类似磨玻璃的结节影。

不同密度的肺结节，根据大小和形态分为不同的恶性程度：

（1）肺实性结节：①肺癌高危结节：直径>1.5cm或直径0.8~1.5cm且表现出恶性CT征像（分叶、毛刺、胸膜牵拉、含气细支气管征和小泡征、偏心厚壁空洞等）；②肺癌中危结节：直径0.5~1.0cm且无明显恶性CT征象；③肺癌低危结节：直径<0.5cm。

（2）肺部分实性结节：①肺癌高危结节：直径≥0.8cm；②肺癌中危

结节：直径 <0.8cm。

（3）肺磨玻璃结节：①肺癌中危结节：直径 ≥ 0.5cm；②肺癌低危结节：直径 <0.5cm。

需要专业的有丰富经验的影像科、胸外科、呼吸科医生根据结节大小、密度、形态等进行综合诊断。

2. 肺结节高危人群有哪些？

在肺结节患者中，烟民贡献量较大，其次为吸二手烟的人群，再加上当前大气污染现象逐渐严重，发病者呈现年轻化趋势。除了 40 岁以上的人群为高危人群之外，以下几大群体也需要特别注意：

（1）吸烟量平均每年超过 400 支的群体，或者曾经吸烟每年超过 400 支，戒烟时间少于 15 年，此类群体要定期体检。

（2）存在职业暴露史的，例如长时间与铀、石棉等接触的群体，要注意身体健康。

（3）肺病史或者既往史，存在有肺结核病史或者弥漫性肺纤维化，或者有肺癌家族史的群体，需要定期接受 CT 筛查。

（4）肺部结节是肺癌吗？肺部结节与早期肺癌并不相同，实际上很多疾病都会导致肺部结节的形成，例如炎症、霉菌、出血等。所以，肺部结节性病灶可以诊断出多种多样的疾病，即使患者查出有肺部结节也不必过度紧张，大部分情况下是一些良性疾病，如错构瘤、结核球、硬化性肺细胞瘤等。恶性的疾病可能是原发性肺癌，也可能是肺内转移灶。当然，良性疾病并不是不会发生病变，如果发生病变也可能会转化为恶性肿瘤，进而威胁到患者的生命。根据统计，肺内单发结节的患者，超过一半的人群结节直径大于 25px 且患的是恶性肿瘤。可见，肺部出现结节并不代表一定得了癌症，但也有很大的可能性，所以不能轻视体检中发现的肺部结节问题。患者在第一次 CT 检查后发现的肺部结节，大部分都是良性病变，占 80%~90%。虽然是良性病变，但也要高度重视，因为也有可能是早期癌症，需要定期检查来了解结节的变化情况。患者应该正视肺部结节问题，实际上癌症前兆并不一定会真的引发癌症，患者应该定期进行检查并接受正规的治疗，这样可以降低癌症的发病概率，有助于患者的康复，也能在一定程度上避免恶性肿瘤的出现。所以，患者

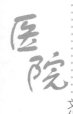

应该正确对待肺部结节问题，如果发现该问题一定要咨询专业的医生、定期检查并接受治疗。出现肺部结节的患者可能会有呼吸不畅的症状，也有一些患者会出现咳嗽、痰多等症状，如果出现这些症状，患者一定要多加注意，应该及时到医院检查，必要的时候应该进行手术治疗。其实，肺部结节恶化有三个比较明显的信号。首先，患者应该定期到医院检查，观察肺部结节增生的速度是否很快，如果是良性的，则肺部结节的增长速度通常很慢，反之则会快速增长；其次，观察结节的外观；最后，要观察肺部结节和周围组织的牵连性，如果是良性的，则不会和周围组织产生牵连。

4.发现肺部结节之后该如何处理？

通常，如果肺部结节的直径不超过4mm则没有太大的风险，基本不需要处理，只要定期进行健康检查即可，基本每年检查一次；如果肺部结节的直径为5~8mm，那么患者应该半年检查一次，了解肺部结节的变化情况；如果肺部结节的直径在8~10mm，则患者需要每隔3个月到医院检查一次，如果没有特殊的情况，根据患者的身体条件、健康情况等，可以适当延长复查的间隔时间。如果肺部结节的直径超过10mm，则患者应该根据医生的判断接受手术治疗。在手术治疗方面，肺部结节的手术有相应的指征，通常结节直径超过8mm就应该考虑是否需要手术，尤其是存在恶性肿瘤影像学表现的结节。如果结节的直径不超过8mm，同时也不存在恶性肿瘤影像学表现，则不建议进行手术治疗。因为这类结节恶性的概率并不高，且手术治疗难以定位，切除的难度较大。患者可以选择胸腔镜手术的治疗方式，也就是大家常说的"微创手术"，这种治疗方法可以精准的定位结节的位置，然后准确地将结节切除，不仅能够确保手术的顺利完成，还能降低手术治疗对患者身体带来的伤害。通常，肺部结节观察了6~12个月都没有出现明显的变化，说明结节呈惰性生长的状态，也就是说即使结节是恶性的，也未必会对患者产生多大的影响，未必需要处理。

6.肺结节有哪些预防方法呢？

（1）避免吸烟是最主要的，吸烟是目前已知的肺癌最相关的高危因素，吸烟的年龄越早，吸烟的年头越长，每日吸烟量越多，患肺癌的概率就越高。

（2）长期吸二手烟也是高危因素之一，所以远离吸烟人群、督促身边人戒烟也是必要的。

（3）脱离高危工作环境、职业暴露等，也能有效防止肺结节的发生。

（4）保持良好的心情，积极锻炼身体、规律作息、健康饮食，每年定期体检，如果发现肺结节理性面对，及时就医。

发现肺结节不要慌，大部分肺部结节都是良性病变，但患者应该定期检查和观察，找呼吸内科或胸外科医生进一步评估风险，确保肺部结节没有病变的可能或者选择最佳治疗的方式，从而确保自己的身体健康。

（张华秀）

第三节　认识甲状腺　早知疾病生

甲状腺是人体最大的内分泌器官，重 20~30g，形如"H"。它位于颈前部，甲状软骨下方，气管两旁。甲状腺蜗居在脖子的正中，外形像一只美丽的蝴蝶，因为像盾甲一样守护气管，故名甲状腺。甲状腺是非常重要的内分泌腺体，能合成、分泌及储存甲状腺激素。甲状腺激素是人体中重要的激素，能够控制人体使用能量的速度，能够促进蛋白质、碳水化合物和脂肪的分解，能够促进人体生长发育，能够调节人体对其他激素的敏感性。

甲状腺疾病主要有两大类：一是甲状腺功能的异常，二是甲状腺结节形成。甲状腺功能异常主要体现在甲状腺功能亢进和甲状腺功能减退，而甲状腺结节形成分为良性的和恶性的。

1. 甲状腺功能异常——甲亢、甲减

人体分泌多了甲状腺激素会得甲亢。甲亢最常见的病因有甲状腺型甲亢、垂体性甲亢、伴瘤综合征和 HCG 相关性甲亢、卵巢甲状腺肿伴甲亢、医源性甲亢、暂时性甲亢。甲亢主要体现在血清 FT4.FT3 测定升高以及 TSH 检测降低，甚至小于 0.01。得了甲亢最常见的症状是心悸、心动过速、房颤、脉压大、甲亢肌病、消瘦、食欲亢进、腹泻、怕热、多汗、性情急躁、失眠、眼球突出等等，还会导致男性阳痿，女性会出现月经失调甚至是闭经。相反，人体分泌少了甲状腺激素会得甲减。甲减最常见的病因有桥本氏甲状腺炎、亚急性甲状腺炎、医源性、中枢性。如果个体得了甲减，会易疲劳、怕冷、反应迟钝、嗜睡、抑郁、便秘、颜面、手水肿、皮肤干燥发凉，医源性、中枢性（下丘脑、垂体病变）甲减，血清 FT4.FT3 测定降低及 TSH 检测升高，甚至高于 100。

如果发现甲状腺功能异常，要及时就医，规范治疗。

第一步：检查甲状腺功能，判断功能亢进还是减退。

第二步：根据抗体检查，Atg、TPOab、TRAb 及甲状腺超声检查判断类型。

第三步：确定是否需要治疗；怎么治疗？如果是甲亢，使用药物、I131. 手术治疗，如果是甲减，采取药物替代治疗。

最后，定期随访，动态观察，进一步调整治疗方案。甲状腺功能异常是可控、可治的，早期治疗能明显改善预后及减少并发症。

2. 甲状腺结节

甲状腺结节是由于各种原因导致甲状腺内出现一个或多个组织结构异常的团块，而且多个结节和单个结节的恶变风险没有差异。甲状腺结节常见为以下疾病：甲状腺腺瘤样增生性结节，结节性甲状腺肿、甲状腺感染和炎症、甲状腺良性肿瘤、甲状腺囊肿、甲状腺浸润性病变、甲状腺先天发育异常、甲状腺癌及其他包括手术或放射性治疗后可形成甲状腺结节。相关研究表明，甲状腺结节发病占 18.3%~70.6%，人群中普查可触及 3%~6%，超声发现 20%~60%，尸体解剖 50.5%。甲状腺结节的恶性率为 6% 左右（5%~15%），一生中发生甲状腺结节的危险性为 15%。原中国卫生部统计报告指出，甲状腺癌上升至女性恶性肿瘤第三位，2020 年北京调查的甲状腺癌患病率 9 年间增长了 225.2%。原发性甲状腺癌占全身全部癌的 1%，老年男性单结节要多考虑甲状腺癌，儿童甲状腺癌几乎都是乳头状癌。

甲状腺结节的发病率随年龄增大而增加，且男女比可达 1：4，头颈部有照射史者新结节以每年 2% 的速率递增，10~15 年达高峰，低碘区发病率高。而碘摄取异常、电离辐射、儿童颈部放射史、自身免疫性疾病、干燥综合征等、TSH 及其受体、雌激素、遗传因素、年龄增长等原因会促进甲状腺结节的形成。女性、老年人，碘缺乏地区和有头颈部 X 照射史的甲状腺结节的患病率更高。

如果发现自身有了结节，首先需要去正规医院检查，对双侧及甲状腺进行超声检查，这是甲状腺结节筛查的首选检查，需要初步判断良恶性，以及超声引导下的细针穿刺：FNA、甲状腺实验室检测、相关肿瘤标记物检测、甲状腺核素扫描、甲状腺核磁共振检查及 CT 检查。由于甲状腺癌初治后 10 年内复发率最高，所以需要持续观察。

手术指症：甲状腺结节是恶性的，经穿刺明确诊断。

如果甲状腺肿块巨大，穿刺不能确定，但影像学强烈提示恶性，反复穿刺不能明确，患者精神压力非常大，有压迫气管等有各种不适，胸骨后甲状腺肿，甲亢反复药物治疗无效或不能耐受，多发结节，合并有高功能腺瘤，甲状腺良性肿瘤，影响外观，手术意愿强烈等情况出现时，可以施行手术。

手术方式及范围：根据肿瘤部位、大小、良恶性、病理学类型、淋巴结情况而定。手术决定受患者年龄、全身情况、个人意愿的影响。

预防和保健甲状腺的方法：有了结节，应该定期复查，心态平稳。日常应该注意碘的摄入量，缺碘导致滤泡性结节增多，富碘可能引起乳头状癌比例升高。WTO 推荐每日摄入碘量为 150~200mcg，约等于 10g 盐含量，部分桥本患者，或者 I131 治疗前需要忌碘，大部分患者或正常人无需忌碘，孕妇尤其不能忌碘。除此之外，无其他特殊饮食禁忌。目前仍无大规模统计证明中国人有碘过剩。

对于孕妇而言，甲状腺结节本身不降低怀孕的几率，但甲状腺抗体升高会增加流产概率，怀孕期间应监测 TSH，积极服用甲状腺素替代药物，控制在合理范围内（比平时状态更严格），建议甲状腺患者术后或 I131 治疗后 6 个月到 1 年再怀孕。合并甲亢患者，药物治疗有副作用，应与医生调整方案，妊娠妇女每日碘摄量增加到 250mcg，但不能超过 500~1000mcg。目前，无大样本证据证实妊娠会促进结节发展和癌进展，对妊娠前诊断、经治疗后处于无病生存状态者，观点较为一致，即妊娠对病情无影响；对妊娠前诊断但未进行治疗者，仅有的一项小样本观察提示妊娠可能造成 PTMC 进一步生长；对在妊娠期间或分娩后 1~2 年内诊断的甲状腺癌患者，妊娠是否影响长期预后尚存争议。

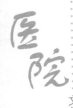

医院文化丛书

儿童患甲状腺结节应高度重视，恶性比例高，而且恶性程度高，尤其男童单个结节，应更积极对待和处理。出生常规采足底血检测 TSH。儿童不能忌碘，哺乳期女性不能忌碘。怀孕女性不能忌碘，尤其妊娠 20 周后，需为胎儿提供甲状腺素合成原料。发现儿童有生长发育异常，应及早就诊。两岁前甲状腺功能低下，及时用药可以纠正，两岁后，很难纠正呆小症。儿童如果发现颈部肿块，谨慎手术，防止异位甲状腺被不慎切除。

桥本氏甲状腺炎即慢性淋巴细胞性甲状腺炎，常与其他甲状腺疾病并发是引起甲亢、甲减的原因之一。甲状腺结节多发，但与甲癌发生是否有关仍有争议。桥本甲状腺增大者，长期随访有转变为淋巴瘤的风险，与全身免疫疾病，妊娠流产等有关，患者后期需要忌碘，减少甲状腺腺泡破坏，延缓甲减病程。

良性患者术后具有稳定的甲状腺功能，合理服用甲状腺素片，定期复查甲状腺功能

甲状腺乳头状癌、滤泡状癌患者接受抑制治疗，复查甲状腺功能。第一年，3 个月复查一次 B 超，第二年半年复查一次，第三年开始每年复查一次。两年复查一次胸部 CT，监测复发及转移，必要时特殊检查或手术。髓样癌患者需要复查降钙素、CEA。两岁后，很难纠正呆小症，儿童如果发现颈部肿块，谨慎手术，防止异位甲状腺被不慎切除。

（杨梅）

第四节　保健防病：全力降低心脑血管疾病

心脑血管疾病发生率居高不下，心脑血管疾病发病率持续增长。无论是城市还是农村，心脑血管疾病死亡正超过肿瘤占居首位。中国每年死于心脑血管疾病总人数达 300 万，高血压、高血脂、高血糖、高尿酸和肥胖患病率持续上升，心脑血管疾病人数就不会下降。普及引发心脑血管疾病的危险因素知识，防治心脑血管疾病发生越来越重要。

1. 健康生活方式

健康的生活方式可以降低所有年龄段人群的心脑血管疾病发生风险，延缓年轻人群危险因素发展的进程。无论任何年龄阶段、无论是否进行

药物治疗，都必须坚持控制饮食和健康的生活方式。健康的生活方式包括：抗动脉粥样硬化饮食、控制体重、规律锻炼、戒烟。

2. 积极控制高血压、高血脂、高血糖等危险因素

高血压可以影响到全身多个器官，特别是一些血管丰富的器官，比如心、脑、肾、眼，靶器官出现损伤后不可逆。

血脂异常为心脑血管疾病发生发展中最主要的致病性危险因素之一，有效控制血脂异常，对我国动脉粥样硬化性心血管疾病防控具有重要意义。

当血糖高于正常时称为高血糖症，如果这种状况持久存在，对人体的各部分均有害。

3. 改善睡眠

充足的睡眠除可以消除疲劳，使人体恢复新活力，调节内分泌，提高免疫力，抵抗疾病。2022 年冬奥会世界冠军、天才少女谷爱凌称自己成功的秘诀就是每天睡眠 10h。

4. 空气污染

尽量避免去空气污染严重的地方工作和生活或者采取保护措施，保持工作和生活场地空气的畅通。

（孔丽明）

第五节　保健，也可以预防糖尿病

糖尿病是最古老的疾病之一，糖尿病的发病率是一个在不同的国家、不同的人群、不同时间测量会有一个不同的结果。我国糖尿病发病也是处于一个逐渐上升的趋势，早在 1980 年进行的首次糖尿病流行病学调查的时候，得出的结论是我国的糖尿病发病率是 0.67%，2010 年的调查，我国的糖尿病发病率在 9.7%，如果加上糖化血红蛋白大于 6.5% 的这些人群，我国总的糖尿病发病率是 11.7%。糖尿病是一个生活方式不良导致的疾病，随着近几年人民生活方式的改善，糖尿病发病还处于逐渐上升的趋势。

2022 年统计报告显示，目前我国糖尿病患病人数目已位居世界首位。也就是 14 亿的人口中，有 1 亿多都是糖尿病的患者。糖尿病的预防和控

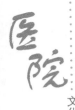

制成了一项非常重要的社会与医学问题。普及糖尿病防治知识，保健同时是可以预防糖尿病的。

1.什么是糖尿病

糖尿病是一组由多种病因引起代谢紊乱，以慢性高血糖为特征的慢性病，是由于胰岛素分泌和（或）作用障碍引起。长期碳水化合物及脂肪、蛋白质代谢紊乱可引起多系统损害，导致眼、肾、神经、心脏、血管等组织器官慢性进行性病变、功能减退及衰竭；病情严重或应激时可发生急性严重代谢紊乱

糖尿病有几种类型：

（1）Ⅰ型糖尿病（胰岛素依赖型糖尿病）：多发病在青少年。胰岛素B细胞破坏导致胰岛素绝对缺乏，占糖尿发病人数的 5% 左右。单用口服药无效，需要胰岛素治疗。

（2）Ⅱ型糖尿病（非胰岛素依赖型糖尿病）：多发于成年人或老年人。Ⅱ型糖尿病发病率很高，占糖尿病发病人数的 90% 左右，一般不需要胰岛素治疗。

（3）妊娠糖尿病：是指妇女在怀孕期间患上的糖尿病。临床数据显示有 2%~3% 的女性在怀孕期间会发生糖尿病，患者在妊娠之后糖尿病自动消失。妊娠糖尿病更容易发生于肥胖和高龄产妇，有将近 30% 的妊娠糖尿病妇女以后可能发展为Ⅱ型糖尿病。

（4）其他特殊类型糖尿病：这些糖尿病相对来说比较少见的。

糖尿病的起因不明，十分复杂，大致与遗传因素、免疫系统、环境因素有关。

糖尿病临床表现：

（1）多尿。血糖升高后，大量葡萄糖从肾脏排出，引起渗透性利尿而多尿，每日尿量达 2~10L。

（2）多饮。因多尿失水而口渴、喝水多。

（3）多食。由于葡萄糖不能被机体充分利用而随尿排出，机体热量来源不足，患者会感到饥饿，导致多食。

（4）消瘦。外周组织对葡萄糖利用障碍，脂肪、蛋白质分解增多，代谢失衡，因而患者渐渐消瘦，体重减轻。

以上症状即为"三多一少"，即多尿、多饮、多食、体重减轻。

2. 糖尿病的诊断

（1）任意时间血浆葡萄糖水平 ≥ 11.1mmol/L。

（2）空腹血浆葡萄糖 ≥ 7mmol/L。

（3）OGTT 试验中，餐后两小时血浆葡萄糖水平 ≥ 11.1（200mg/dl）

（4）HbA1c（糖化血红蛋白）≥ 6.5

以上任意一项符合了就可以确诊为糖尿病。葡萄糖诊断尽可能依据静脉血而不是毛细血管血的血糖检测结果。

3. 糖尿病的危害

（1）心脑血管并发症（最致命）：体现在主动脉、脑动脉粥样硬化和广泛小血管内皮增生及其毛细血管基膜增厚的微血管糖尿病病变。

所以，已确诊糖尿病的患者，一定要注意控制好血糖，也要做好定期体检。

（2）肾脏并发症（死亡主因）：由于血糖里糖比较高，肾脏中肾小球微循环滤过压异常升高，长久就会促使糖尿肾病发生和发展。

（3）周围血管并发症（糖尿病足和糖尿病肢）：由于肢动脉中血管里血糖水平较高，高糖会带来血管病变，导致局部组织对损伤因素的敏感性降低和血流灌注不足，在外界因素损伤局部组织或局部感染时较一般人更容易发生局部足和肢体组织溃疡，这种危险最常见的部位就是足部，故称为糖尿病足。若溃疡发生在下肢，就会导致溃疡，供血不足引发肢端坏死，这种情况发生会致残，一般医院的治疗方式是截肢。

（4）神经病变（致死和致残的主因）：长期血糖过高也会对神经产生致命的伤害，糖尿病神经病变是糖尿病最常见的慢性并发症之一，是糖尿病致死和致残的主要原因。

（5）眼部病变（可导致失明）：血糖过高会对眼部血管造成伤害，导致眼部供血和血管壁出现问题，轻者引起视力下降，青光眼或其他眼病，重者可引起失明。

（6）物质代谢影响（酮症酸中毒）：由于糖尿病是糖代谢紊乱，脂肪和蛋白质分解加速，酮体大量生成，组织来不及氧化，肺和肾来不及排出酮体，这会导致血酮浓度明显增高，出现酮症酸中毒和高渗性非酮症昏迷，病死率极高，需紧急救治。

（7）感染（易惹病变）：常见皮肤感染反复发生，有时可酿成败血症。

（8）容易得糖尿病的人：年龄≥40岁；超重或肥胖；高血压；血脂异常；静坐生活方式；糖尿病家族史；妊娠糖尿病史；巨大儿（出生体重≥4kg）生育史。

4.糖尿病的治疗

Ⅰ型糖尿病患者多通过注射胰岛素治疗，大部分的糖尿病患者都是肥胖型患者。

Ⅱ型糖尿病主要是通过降糖药来控制血糖，终身服药，必要时考虑注射胰岛素治疗。避免或少用对糖代谢不利的药物。

5.保健预防与治疗糖尿病

Ⅰ、Ⅱ型糖尿病可以以饮食控制和运动为主，非药物辅助治疗。

多数Ⅱ型糖尿病是由肥胖引起，可通过减肥来调控脂代谢，从而影响糖代谢，修复脂代谢来达到平衡糖代谢的目的。胖是吃出来的，需要靠吃回去解决。肥胖和糖尿病互为因果。

消除肥胖是最有效的治疗和预防糖尿病的措施。防止和纠正肥胖，是预防糖尿病的第一要素。戒除烟酒等不良习惯，积极发现和治疗高血压、高血脂和冠心病。通过饮食控制和运动，使超重肥胖者体重指数达到或接近24，或体重至少下降7%，可使糖尿病前期人群发生糖尿病的风险下降35~58%。

（1）饮食预防。避免高脂肪饮食。要保证合理体重及工作、生活的需要。食物成分合理，碳水化合物以非精制、富含可溶性维生素为好，占食物总热量的50%~65%，脂肪占食物总热量的15%~20%，蛋白质占食物总热量的10%~15%，多吃蔬菜。

糖尿病人饮食应做到三宜三不宜：

①三宜：五谷杂粮，如莜麦面、荞麦面、燕麦片、玉米面、紫山药等富含维生素B、多种微量元素及食物纤维，以低糖，低淀粉的食物或者粗粮及蔬菜等做主食。

②三不宜：不宜吃各种糖、蜜饯、水果罐头、汽水、果汁、果酱、冰淇淋、甜饼干、甜面包及糖制糕点还有无糖饼干、无糖食物等。这些

基本都含大量淀粉，含糖量高，食用易出现高血糖。

③豆类及豆制品，豆类食品富含蛋白质、无机盐和维生素，且豆油含不饱和脂肪酸，能降低血清胆固醇及甘油三酯。

④苦瓜、桑叶、洋葱、香菇、柚子，可降低血糖，是糖尿病人最理想的食物，可以长期食用。

⑤饮酒能使血糖发生波动，空腹大量饮酒时，可发生严重的低血糖，而且醉酒往往能掩盖低血糖的表现，不易发现，非常危险。

（2）运动预防。在控制饮食的同时提倡科学合理地适当运动，但不宜过度而导致劳累。尤其是糖尿病合并心脑血管病者更不能勉强运动，否则事与愿违。I型患者运动量不宜过大，以免发生低血糖，可采取散步、做操等轻度的锻炼方式；II型患者运动量可稍大些，例如快走、慢跑、骑车、打太极拳等。不管哪种运动方式，须持之以恒，才能达到锻炼目的。

糖尿病的医治必须是长期、综合和全面的，更重要是进行自我监护、自我保健、平衡膳食，并积极参加适合自己的锻炼项目，为有效控制疾病发展打下了坚实的基础。

（3）监测预防。对中老年人定期进行健康查体，除检查常规空腹血糖外，应重视餐后2h血糖测定。

健康人群从40岁开始每年检测一次空腹血糖，糖尿病前期人群建议每半年检测一次空腹血糖或餐后2h血糖。

及早干预糖尿病前期人群。做到定期检测血糖、定期体检，自己的身体，做到心中有数。

6.走出误区

误区之一：血糖已控制可以不吃药。

目前，各类中西药、保健品、食品及其他糖尿病防治手段都无法根治糖尿病，只能控制血糖，延缓糖尿病并发症的发生。如果已经用药的糖尿病患者任意停用药物，血糖将会很快回升。因此，中晚期的患者都必须长期服药或打针治疗。早期的患者没有服用过药物和用过胰岛素的，如果病情较轻，经专科医生诊断指导，可通过改变生活习惯、控制饮食、加强运动以达到控制血糖的目的。

误区之二：注射胰岛素会成瘾。

临床上许多患者都不愿意打胰岛素，不光是怕打针疼痛、麻烦，多是怕一打胰岛素就停不下来。其实胰岛素治疗是一种很好的疗法，它能有效地控制血糖，保护胰岛功能，防止或延缓并发症的发生，而且副作用小、费用低。目前，世界各地都在放宽胰岛素治疗的指标。胰岛素的应用更主要是病情的需要。有些患者胰岛功能破坏已比较严重，胰岛素分泌已严重不足，不注射胰岛素已不能控制血糖，另外有些患者存在某些并发症，不适合口服药物治疗，这时使用胰岛素治疗就是必然的了。

误区之三：尿糖正常了，血糖就控制理想了。

有不少患者尿糖虽正常，但血糖却偏高，这是因为肾糖阈值升高所致，糖尿病患者发生了糖尿病肾病，肾小管滤过率下降而回吸收增强，所以滤过减少而回吸收增高从而使尿糖阴性呈现出阴性结果，因此检测尿糖比不上血糖准确。尿糖正常不等于血糖控制理想，应以血糖为准。

误区之四：空腹血糖控制正常了，糖尿病就控制理想了。

有些人空腹血糖虽然已控制正常，但餐后血糖仍很高，血糖控制仍不理想。有研究表明餐后高血糖对心脑血管存在严重损害，可以加速血管的动脉粥样硬化。因此，血糖控制的标准是空腹和餐后都必须正常。

误区之五：吃着药打着针就可以高枕无忧，无症状不用复查。

糖尿病用药的目的是把血糖尽可能地控制在达标范围，让并发症止步，而有些患者虽然承受着用药的不便却不追求用药的疗效，好像用药只是为了追求心理安慰，只要没有三多一少的症状便不就诊。其实许多时候血糖轻度升高并无症状，至多会有一些乏力的感觉，但是高血糖的危害却是持续存在，相关并发症出来就比较麻烦了。因此，用药方案需要时刻调整，例如初诊断的糖尿病，血糖偏高需要胰岛素治疗，而在一到三个月中就会根据情况停用。因此正确的做法是每周都需要检测血糖，定期去医院复查，每年评估一次糖尿病的相关并发症。

7. 糖尿病的预防

肥胖和糖尿病互为因果。

消除肥胖是最有效的治疗和预防糖尿病的措施：

（1）防止和纠正肥胖。

（2）避免高脂肪饮食。

（3）饮食要保证合理体重及工作、生活的需要。

（4）增加体力活动，参加体育锻炼。

（5）避免或少用对糖代谢不利的药物。

（6）积极发现和治疗高血压、高血脂和冠心病。

（7）戒除烟酒等。

（8）对中老年人定期进行健康查体，除常规空腹血糖外，应重视餐后 2h 血糖测定。

提醒：

①普及糖尿病防治知识。

②保持合理膳食、经常运动的健康生活方式。

③健康人群从 40 岁开始每年检测一次空腹血糖，糖尿病前期人群建议每半年检测一次空腹血糖或餐后 2h 血糖。

④及早干预糖尿病前期人群。

⑤通过饮食控制和运动，使超重肥胖者体重指数达到或接近 24，或体重至少下降 7%，可使糖尿病前期人群发生糖尿病得风险下降 35%~58%。

（殷琴　吴青文　肖红桃）

第六节　肾结石的预防

当某些化学物质在尿液中浓缩到晶体时，会形成结石。因为结石在肾内，所以叫肾结石。晶体长成大的团块，如果石头卡在某处并阻塞尿液流动，则会引起疼痛。

肾结石的痛是让人难以忍受的。对大多数人而言，肾结石不是一次性的。在大约一半患有肾结石的人中，结石在没有预防措施的情况下会在几年内再次出现。

预防肾结石并不复杂，需要一些决心。

大多数结石的发生是因为钙与草酸盐的结合，结石也可以由尿酸形成，尿酸是蛋白质代谢的副产品。

以下五种方法可以有效预防肾结石的形成：

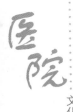

（1）多喝水

多喝水会稀释尿液中导致结石的物质。每天喝足够的液体以排出 2L 尿液，加入一些柑橘类饮料可能会对预防结石有所帮助，例如柠檬水和橙汁，这些饮料中的柠檬酸盐有助于阻止结石形成。

（2）吃富含钙的食物

膳食钙与肠道中的草酸盐结合，从而减少草酸盐被吸收到血液中然后被肾脏排出的量，这会降低尿液中草酸盐的浓度，降底它与尿钙结合的可能性，降低患肾结石的风险。

（3）减少钠的摄入

高钠饮食会引发肾结石，因为它会增加尿液中的钙含量。因此，建议易患结石的人采用低钠饮食。目前的指南建议将每日总钠摄入量限制在 2300mg。如果钠过去曾导致肾结石，请尝试将每日摄入量减少到 1500mg。这对您的血压和心脏也有好处。

（4）限制动物蛋白

吃太多动物蛋白，例如红肉、家禽、鸡蛋和海鲜，会提高尿酸水平，并可能导致肾结石。高蛋白饮食还可以降低尿中柠檬酸盐的水平，这是一种有助于防止结石形成的尿液中的化学物质。容易患结石的人，请将每日肉类摄入量限制在不超过一包扑克牌的量，这也是保证心脏健康的一种饮食方法。

（5）避免形成结石的食物

甜菜、巧克力、菠菜、大黄、茶和大多数坚果富含草酸盐，可导致肾结石。患有结石的病人，医生可能会建议避免食用这些食物或少量食用。

特定的食物和饮料不太可能引发肾结石，除非摄入量非常大。一些研究表明，以补充剂形式服用高剂量维生素 C 的人患肾结石的风险略高，这可能是因为身体将维生素 C 转化为草酸盐。肾结石的形成非一朝一夕之因，由于长期的不良工作及生活习惯而引起，尤其是对于既往肾结石患者而言，健康的生活方式是预防肾结石的第一步。

（万艳娜）

主编余话：助你看病　一帆风顺

　　一个人一生中不可能不发生头痛脑热，很难不遭遇意外。人过中年，疾病常常悄然而至。此时，大多数人心中萌动的第一个念头是去医院，找医生求解答。我的身体怎么样了？是否有病？是什么病？严重吗？如何治？是吃药还是开刀？这病会不会危及生命？会不会是绝症？当医生回答：没关系，不是长瘤，不是癌症。病人才会放心回家；如还不放心，就会继续寻找其他医生解答。甚至会开始走上漫漫寻医之路。也有小部分病人自行购药，无效后再去找医生。

　　到了真需要下定决心去医院找医生时，又心烦心惧。看病难、看病贵已是不争的事实。在"病不起"的呼声中，许多人患了"恐医症"与"仇医症"。医患之间不只是失去了信任，还垒起了一堵厚厚的猜疑仇恨之墙。医患双方都处在互防心态中。

　　医方怕纠纷，怕医闹，怕医疗意外，同样怕误诊，怕漏诊，怕被打。双方信息极大的不对称，医疗纠纷不减反增。医患之间隔阂越来越大，成见日渐加深，信任度滑到低谷。

　　要承认各级医院医疗水平、质量不同，病人流动，四处寻医是正常现象。

　　一般情况下，内科病人大多流向北京协和医院，外科病人流向上海瑞金医院，脑肿瘤病人大多流向上海华山或北京天坛医院，眼科病人大多流向同仁医院，颌面部肿瘤病人大多流向上海第九医院，手足外伤病人去了上海第六医院，骨科病人大多流向北京积水潭医院。这些知名且

219

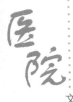

有特色的大医院就出现了人满为患的景象。有的病人与家属夜半露宿医院门口，有的托人找关系开后门等，专家看病就显得更难、更紧张了。有时有些知名专家号在月初就被"医托""票贩子"把月底的号挂完了，看病更显难与贵。

排队几个小时，乃至十几个小时。而看病，只花几分钟。

说这些是因为有些患者不相信自己身边的医院，或在一家医院受过气，就再也不进这家医院的门。全国各地疑难病患者都挤进了一流医院，你说，难不难？

上饶市广信区人民医院的黄医师所言、所遇可以代表当下部分基层医院的感受。该医院是集医疗、急救、教学、科研、预防、保健为一体的三级综合公立性医院，医院基础设施完善，医疗力量雄厚，特色专科突出，设备条件优越。他所在的肿瘤科空床、空房、空机器就是没有多少肿瘤患者去住院治疗，鼻咽癌到广州，肝癌、口腔癌到上海，头部肿瘤到北京、上海，经济条件差一点到省会城市。反正就是不就近就医。要学会认识医院、医生，任何医院都有好与差的医生，要学会认识与鉴别。

举一个例子：一位医生，接到一次投诉。内容是伤害了患者的心理。医生告诉他，他患的这种病会变癌，要经常来复查，必要时手术切除。这句话是威胁他，让他心理受到伤害。他回家查了资料。这种病的癌变率是 0.1%。医生错在没有说清楚百分比。如果是 0.1%，他坚信不会轮到他头上，遂提出求心理赔偿。但病情发展竟那么不尽人意，真的发生了癌变，患者担心原医生会报复，又不愿意手术，换了一个医生进行服药打针的治疗。3 个月后，病人的病情越发严重，癌细胞转移了。

希望这本书能够帮助大家会就医，就好医。助你看病，一帆风顺。

（本册主编）

戴上口罩就出发（歌曲）

蒋泽先 词
唐 平 曲

1=♭E 2/4

♩=112 有精神地

（6 36 16 1 | 3 — | 5 35 15 1 | 3 — | 2· 1 6 5 | 3 7· 6 6 6 | 6 6 | ）3 6 |

中 国
中 国

3 30 | 6 5 2 3 | 3 — | 6· 6 6 6 0 6 5· 2 | 3 — | 3 — | 2 6 | 2 2 3 |

医生 胸怀 大， 哪里需要 哪安 家。 地震、 水灾、
医生 真无 瑕， 夜半三更 也想 家。 我是 父母 的

5 3 1 | 2 — | 2· 2 3 5 5 0 3 7 5 | 6 — | 6 — | 1· 6 2 5 | 3 2 6 |

疫情 地， 戴上口罩 就出 发。 I C U 里 守病
乖乖 崽， 我是甜女的 好爸 爸。 一 心赴救 是己

1 — | 2· 5 3 1 | 6 3 2 2 | 2 — | 5· 3 6 3 7 6 5 6 3 | 6· 6 6 5 |

人， 呼吸机前眼不 眨。 忘了饥饿忘了 累， 呵护生命
任， 保护自己别忘 啦。 希望早日摘口 罩， 平平安安

3 7· 6 5 | 5 — | 5 V 3 | 6 — | 6 5 6 | i — | i — | 6· 5 3 2 | 1 2 |

责任 大。 哎 嗨！ 哎 嗨！ 中 国医生胸怀
回到 家。 哎 嗨！ 哎 嗨！ 中 国医生真无

3 6 | 2· 1 6 5 | 3 7· 6 6 — | 6· 0 :| 6 — | 6· 0 ‖

1. 2.

大， 哪里需要哪安 家。 回 到
瑕， 平平安安回到 家。

D.C

唐平：著名作曲家，原赣南文工团团长。代表作歌剧《长岗红旗》出版了歌曲集《山里的传说》。

参考文献

［1］陈灏诛.内科学［M］.北京：人民卫生出版社，1997.

［2］冯正仪.内科护理学［M］.上海：上海科学技术出版社，2001.

［3］郭海英.中英养生学［M］.北京：中国中医药出版社，2009.

［4］马新翠.我国家庭护理的现状［J］.家庭护士，2007.

［5］张龙君.肿瘤防治知识［M］.杭州：浙江大学出版社.